がん治療革命
ウイルスでがんを治す

藤堂具紀

文春新書
1338

まえがき

世界初！　革命的抗がんウイルス薬

「がん細胞をウイルス攻撃　治療薬承認へ」

二〇二一年五月二十五日、朝日新聞の一面で、私たち東京大学医科学研究所の研究グループが開発したがん治療用ウイルス薬「G《ジー》47Δ《デルタ》」が大きく報じられました。

「ウイルスを使ってがん細胞を破壊する治療薬が、承認される見通しになった。――中略――臨床試験（治験）では標準治療と比べて一年後の生存率が六倍になるなどの延命効果が示された。がんに対するウイルス治療薬が承認されるのは国内で初めて」

　普通、医薬品は厚生労働省の承認が正式に決まって初めてニュースになるのですが、G47Δの場合、厚生労働省の専門部会が製造販売の承認を了承した五月二十四日の段階から大きな反響がありました。

　新聞各紙をはじめ、あちこちで大きく報道されたため、問い合わせの電話が東大医科学研究所に殺到し、附属病院の電話はパンクしてしまいました。おそらく厚生労働省にも、

「承認はいつになるのか」と多くの問い合わせがあったと思われます。

　G47Δは、悪性神経膠腫《こうしゅ》（脳腫瘍）に対する治療薬で、一般名はテセルパツレブ、製品名は「デリタクト注」（「注」は注射薬のこと）といいます。

　反響の大きさも影響したのか、厚生労働省の動きは早く、G47Δは六月十一日に正式に承認されました。通常は部会の了承から厚生労働省の承認まで一ヵ月程度かかるところ、わずか十八日後に承認されたのですから、異例の早さだったといえます。

　脳腫瘍を対象としたウイルス療法薬が承認されたのは、世界初。さらに、ウイルス療法製品が承認されたのは日本初です。また、開発から製造までのすべての工程を日本で行なっている日本初の国産ウイルス療法薬でもあります。

　そして製薬会社ではなく、アカデミア（大学・研究機関）が単独で発明し、臨床試験（医師主導治験）を経て製造販売承認に至った医薬品も、国内では初めてのことでした。

　後に詳しく述べますが、悪性神経膠腫はきわめて治療の難しいがんで、現在の医療では、ほぼ一〇〇%治らないがんです。

　悪性神経膠腫のなかでも、代表的な疾患である膠芽腫《こうがしゅ》は、最も悪性度が高い脳腫瘍です。標準治療は、摘出手術に加え放射線治療と薬物治療がありますが、再発は必至で、再発後の平均余命は三ヵ月〜九ヵ月程度。一年後の生存率は一四%ほどしかありません。

しかし、臨床試験で、この膠芽腫の患者さんにG47Δを投与したところ、最終的な一年後の生存率が八四・二%と、標準治療の結果に比べ六倍以上の延命効果が認められました。つまり、治療を受けた患者さんの大半が、一年以上生きることができたのです。先行した臨床試験の被験者のうち一人は、治療後の再発もなく、なんと十一年以上生きています。

ただ、悪性神経膠腫は国内に約三千七百人と、罹患者数の少ない病気です。それでも、私たちのウイルス療法薬が承認前から多くの人の関心を集めたのは、G47Δが脳腫瘍だけでなく、すべての固形がんに同じメカニズムで作用し、効果があることがわかってきたからです。今後は脳腫瘍以外のがんにもこのウイルス療法薬の適応が拡がることが期待されています。

今回の承認は、「ウイルスでがんを治す」という新しい時代の幕開けでもあるのです。

強い副作用や後遺症が残る心配がない

新型コロナウイルス感染症の流行もあり、ウイルスと聞くと、「恐ろしい」という印象を持たれる方もいるかもしれません。しかし、「毒を以て毒を制す」ではありませんが、これからのがん治療において、ウイルスが強力な武器になることは、すでにさまざまな研究で明らかになっています。

ウイルス療法とは、ウイルスを使って、がん細胞を破壊する新しい治療法です。ウイルスの遺伝子を操作して、がん細胞のみで増殖するウイルスを人工的につくり、腫瘍内に投与して感染させ、ウイルスにがん細胞を攻撃させるのです。体内で増殖したウイルスは、さらに周囲に散らばって次々とがん細胞に感染し、増殖と破壊を繰り返して、がん細胞を死滅させていきます。

このウイルス療法薬の優れている点は、正常細胞に感染しても増殖できないしくみを備えていることです。そのため、正常組織を傷つけることはありません。つまり、従来のがん治療のような強い副作用や後遺症が起こる心配がないのです。

G47Δに使われているウイルスは、口唇ヘルペスなどの原因になる単純ヘルペスウイルスI型で、成人の八割程度が一度は感染して抗体を持っている、ごく身近なウイルスです。新型コロナウイルスが人類の脅威となったのは、その存在が専門家にとっても未知のものだったから。単純ヘルペスウイルスI型のように研究が進み、人為的に制御できるウイルスならば、がんの治療に活かすこともできるのです。

ウイルス療法は日本だけでなく、世界で注目を集めており、各国で鎬《しのぎ》を削って日夜研究が続けられています。後ほど詳述しますが、今回承認されたG47Δは、単純ヘルペスウイルスI型の三つの遺伝子を改変したもので、「第三世代」と呼ばれています。単純ヘルペスウイルスI型の遺伝子のうち一つを改変したものを「第一世代」、二つを改変したものを「第二世代」と呼びますが、それらと比べても、この「第三世代」は安全性を格段に高めながらも、がんへの攻撃力を強めることに成功しました。いわば、最新型のウイルス療法薬です。この第三世代のがん治療用単純ヘルペスウイルスI型が実用化されたことも、世界初の快挙なのです。

私が、このG47Δの開発を始めたのは二十六年前のことです。二〇一二年に、それまでの成果をまとめた『最新型ウイルスでがんを滅ぼす』（文春新書）を上梓しましたが、この時点では実用化には至っていませんでした。それから承認まで九年。「一日でも早くG47Δを患者さんのもとへ」という私たちの望みが、ようやく叶ったのです。

本書は、旧版の『最新型ウイルスでがんを滅ぼす』に、G47Δが承認に至るまでの臨床試験（治験）の結果（第五章）、日本の薬事行政の課題（第六章）を新章として加え、全面的に加筆した増補改定版です。

あらゆる固形がんに治療効果が

「G47Δは、今後さらに研究が進めば、ほかの多くのがんにも効果が期待できます。なるべく早い段階で、いろいろな種類のがんの患者さんを対象に臨床試験を行ない、データを積み上げたいと思っています」

G47Δの正式承認に先立って六月十日に開いた記者会見で、私はこのような話もしました。

G47Δは、脳腫瘍だけでなく、あらゆる固形がんの治療に同じメカニズムで同じ効果をもたらすことが、すでにわかっているのです。

ホルモン療法が効かなくなった前立腺がんと、アスベストが主原因の進行性の悪性胸膜中皮腫については、すでに第Ⅰ相（フェーズ）の臨床試験を終えており、それぞれ良い結果を得ています。ほかに、進行性の嗅神経芽細胞腫（においをかぎ分ける神経にできるがん）の患者さんを対象とした第Ⅰ相の臨床試験を継続中です。

いずれの試験でも、患部や腫瘍内にG47Δを繰り返し安全に投与できることが確認されています。これらの臨床試験については、第五章で説明します。

今後、G47Δは、脳腫瘍以外のがんにも適応が拡がることが期待されています。実際、承認が報じられた直後から「脳腫瘍以外にも使えますか？」という問い合わせが非常に多く、この薬に対する期待の大きさをひしひしと感じました。

今回の承認はゴールではなく、がん治療の未来に向けての新たなスタートです。他のがんへの適応拡大が一日も早く進み、多くのがん患者さんがG47Δを使えるようになることを目指して、私たちの研究はこれからも続いていきます。

本書は、ウイルス療法薬とは何か、それがなぜがんに効くのかを記したものです。

この本を通じて、がん治療の現状とウイルス療法への理解を深めて頂きたいと、切に願っています。

がん治療革命　ウイルスでがんを治す◎目次

編集協力：メディアプレス
竹内恵子

第一章

革命的がん治療〈ウイルス療法〉

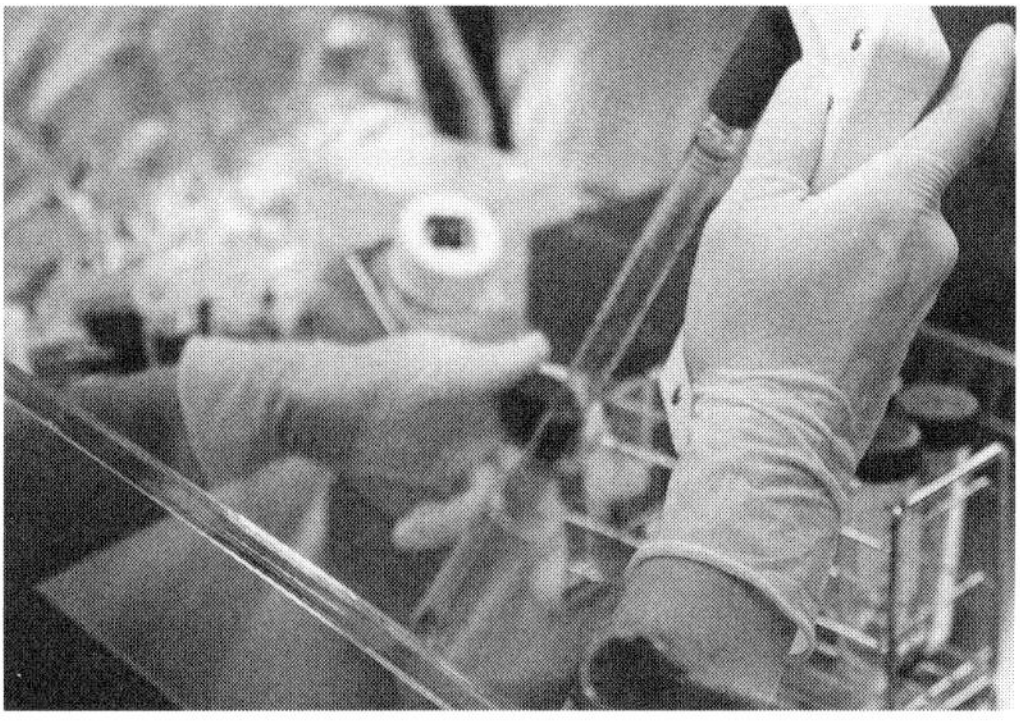

年間約百万人が、新たにがんになっている

今、日本では、国民の二人に一人ががんにかかり、三人に一人はがんで亡くなっています。

いきなりそう言われてもピンとこないという人は、ラッシュアワーの通勤電車に乗っている自分を思い浮かべてみてください。

もみくちゃにされながら吊革につかまっているあなたと、すぐ目の前の座席で居眠りをしているビジネスマン、二人のうちどちらかが、がんになるのです。

電車が揺れるたびに押し合い、へしあいしながら両隣に立っている人とあなたのうち、いずれか一人は、がんで命を落とすことになるのです。

そう考えると、いかに、がんが日本人にとって身近な病気であるか実感できるのではないでしょうか。

厚生労働省の「人口動態統計」によると、がんが日本人の死亡原因の第一位となったのは、一九八一年のことでした。以来、四十年間、トップの座は変わっていません（**図1**）。

また、「令和二年人口動態統計（確定数）」によると、二〇二〇年の全死亡数百三十七万

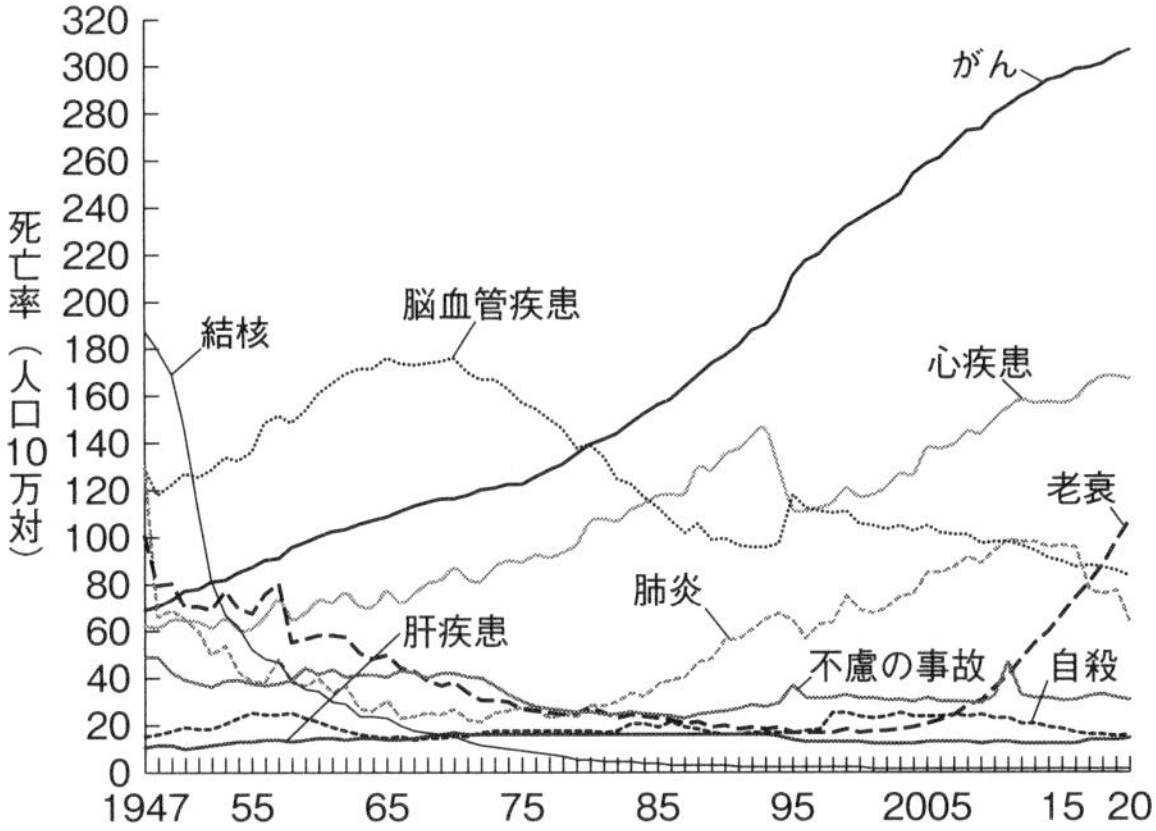

図１　日本人の死亡原因の推移
がんによる死亡は年々増加している

二千七百五十五人のうち、がんで死亡した人の数は三十七万八千三百八十五人と推計されています。第二位の心疾患（死亡数二十万五千五百九十六人）、第三位の老衰（同十三万二千四百四十人）に比べて、がんで亡くなる人の数は飛びぬけて多いのです。

　世界に目を向けてみても、日本は有数の「がん大国」になりつつあるといっても過言ではありません。

　たとえば、国立がん研究センターでは、毎年、「がんの統計」というデータを発表しています。その二〇〇八年版に掲載されている、がんによる死亡率の国際比較（人口十万対）を見ると、がんで亡くなる日本人の割合は男女とも、アメリカ、カナダ、韓国、フランス、スイス、オーストラリアを上回っていました。

特に男性の場合、がんによる死亡率が日本より高いのは、主要先進国のなかではイタリアだけ、という結果になっています。

日本でがんによる死亡数が増加している理由の一つとしては、高齢化によって、がんで亡くなる確率が高いお年寄りが増えているということがあります。

高齢化という要因はあるにせよ、がんが日本人の死因のトップであることは紛れもない事実です。年間百万人近い人たちが、新たにがんと診断されているという推計もあるのですから。

「がんの三大治療法」のメリット、デメリット

がんの罹患者数がこれだけ多いのですから、副作用や後遺症の少ないがんの治療法を求める患者さんやその家族の声は、年々、大きくなっています。

しかし、残念なことに、ここ四十年以上、がんの治療法に大きな変化はありません。

手術(外科療法)、抗がん剤による化学療法(薬物療法)、放射線治療——この三つが

「がんの三大治療法」です。

これらのうち、手術以外の二つの治療法は、「毒を以て毒を制す」治療法といえます。

化学物質も放射線も、がんの原因となる遺伝子の異常を引き起こすもの（毒）なのですが、化学物質の場合は分子構造を人間が制御することによって、放射線の場合は線源や装置を人間が制御することによって、がんの治療法として確立されました。

つまり、人間による効果のコントロールによって「毒を以て毒を制す」ものとなったわけです。

ただ、手術、化学療法、放射線治療は、それぞれ日進月歩の進化を遂げてはいるものの、この「三大治療法」のいずれか、または、それらの組み合わせによって治療を行なうという方針には、この四十年以上、進歩がありません。先に、「がんの治療法に大きな変化はない」と述べたのは、そのためです。

ここで、三つの治療法について、主なメリットとデメリットを整理しておきましょう。

①手術

メリット……がんと、その周囲の正常細胞の一部を切除する治療法なので、原発巣（がんが最初にできたところ）にがんがとどまっている場合、つまり早期発見して組織をまるごと摘出（全摘）できる場合には大きな威力を発揮し、完治も可能。

デメリット……脳や心臓は全摘できないため、われわれ脳外科医は手術の限界を強く感じてしまう。手術の部位や摘出する腫瘍の大きさによっては、肺炎や腹膜炎などの合併症を起こしたり、手術後に、疼痛、運動障害、しびれ、むくみなどの後遺症が残ったりするケースがある。

また、手術の部位によっては、手術前と手術後で体の機能や日常生活の習慣が変化するケースがある。たとえば、前立腺など泌尿器のがんや大腸がんの場合には、排便・排尿・性機能の問題、人工肛門の装着による生活の変化など。乳がんの手術で乳房を切除した場合には、外観の変化や喪失感などに対する精神面での問題などもある。

②化学療法

メリット……手術や放射線治療にはない最も大きなメリットは、全身同時に治療できること（たとえば白血病や全身にがんがある場合）。急性白血病や悪性リンパ腫などの血液がん（腫瘤になっていないがん）の大部分や、固形がん（腫瘤になっているがん）のうち、精巣（睾丸）がん、子宮にできる絨毛《じゅうもう》がん、小児の急性リンパ性白血病などは、抗がん剤で完治する可能性が高い。

デメリット……投与する抗がん剤の量が少ないと効かず、ちょっとでも量が多いと副作用が出る（治療域が狭い）。抗がん剤は生死ぎりぎりの量を投与するため、どうしても副作用が出てしまう。全身同時に使えるというメリットは、全身に副作用が出るということでもある。

抗がん剤の副作用は、がん細胞だけでなく正常な細胞も攻撃することによって起こる。吐き気、嘔吐、下痢、便秘、味覚障害、食欲不振、肝・腎機能の障害、口内炎、白血球・血小板などの減少、貧血、倦怠感、脱毛、しびれ、皮膚炎、性機能障害などの副作用が現れることがある（副作用の程度や種類は投与する抗がん剤によって異なり、個人差もある）。

また、抗がん剤治療を続けるうちに、がん細胞が薬に対する耐性を獲得して、抗がん剤が効きにくくなる場合がある。

③放射線治療

メリット……比較的幅広いがんに使え、全身に対する影響が少ない。手術と同じように、原発巣にとどまっているがんの場合には完治が可能。

放射線治療は、体の外からがんのある部位に放射線をかけたり、放射線を発する小さな物質をがんの近くの体内に埋め込んだりする治療法（局所療法）なので、手術のように臓器を摘出する必要がなく、体への負担が少ない。治療の前後で同じような生活をすることが可能。

体の外から放射線をかける体外照射の場合は、外来での通院治療が基本で、一回の治療時間は約五分と短い。

デメリット……最大のデメリットは、繰り返し使えないこと。放射線を同じ部位に対して二度以上かけると、正常な組織へのダメージが大きくなりすぎて重い副作用が起こることが多いため、一度放射線をかけると、同じ部位にはかけられない。また、抗がん剤のように全身に使うことはできない。

技術革新によって副作用の少ない放射線治療が可能になったが、人によっては、倦怠感、食欲低下、貧血、白血球や血小板の減少、日焼けのような症状（かゆみ、ヒリヒリ感、発赤、色素沈着、乾燥、皮膚の剥離など）、頭痛、耳痛、めまい、脱毛、吐き気、嘔吐、口や喉の粘膜の炎症、食道炎、咳、発熱、息切れ、腹痛、下痢、頻尿、排尿困難などの副作用が見られることもある（副作用の程度や種類は放射線をかける部位によって異なり、個人差もある）。

副作用のない新しい治療法を

このように、現在の「がんの三大治療法」には、それぞれにメリットとデメリットがあり、副作用や後遺症に苦しむ患者さんも少なくありません。

二〇一三年に亡くなった歌舞伎俳優の十二代目市川團十郎さんは、急性前骨髄球性白血病を発症して自家末梢血幹細胞移植を受け、抗がん剤を投与されたときの体験を「無間地獄を彷徨《さまよ》っているようだった」と述懐していました。

乳がん、卵巣がんなどの治療に使用するタキサン系の抗がん剤は、脱毛の副作用が強いことで知られます。投与から二、三週間で、髪の毛だけでなく、まつ毛や眉毛などすべての毛が一気に抜けてしまうケースも多く、患者さんは強いショックを受けます。

また、がんのなかには「三大治療法」では治せないものがいくつもあります。

たとえば、肺がんは自覚症状が乏しいため早期発見しにくく、進行が速いうえに、有効な治療法が少ないため、難治がんの一つとされています。

膵臓がんも早期発見が難しく、がんと診断された時には、すでにかなり進行して周囲の臓器に広がっており治療困難なケースがほとんどです。

比較的治しやすいがんとされている大腸がんも、あなどることはできません。

がんの治療を受けた患者さんが五年後に生きている割合を、五年生存率といいます。大腸がんの場合、五年生存率は約七〇％と高いのですが、発見が遅れて肝臓や肺に転移した場合には、五年生存率は一二％にまで落ちてしまうといわれているのです（全国がんセンター協議会生存率調査より）。

まったく新しい治療法、ウイルス療法

治癒が難しいこうしたがんを、手術、化学療法、放射線治療という「三大治療法」に次ぐ新しいアプローチによって克服し、制圧することは、日本人のみならず、全人類の悲願といえるでしょう。

その「第四の治療法」として世界で注目を集めているのが、ウイルスを使った治療法、すなわち「ウイルス療法」です。

先に述べたように、手術には後遺症や合併症の心配、化学療法（抗がん剤）には副作用、放射線治療には繰り返し同じ部位に使えないというデメリットがあります。

しかし、ウイルス療法は、こうしたデメリットをすべてカバーするものです。「三大治療法」に加えてウイルス療法が使えるようになれば、従来のがん治療のデメリットは、か

なり補えるはずです。そのような新しい可能性が今、まさに生まれつつあるのです。

そんなに実用性の高い治療法があるとは、にわかには信じられないかもしれません。

しかし、今、ウイルス療法は世界中で注目を集め、世界各国で研究が進められているのです。

われわれ東京大学のチームも、あらゆる固形がんにおけるウイルス療法の実用化に向けて、日夜、研究を重ねています。

私は、脳神経外科医として長年、脳腫瘍を専門に研究してきました。それがなぜ、ウイルス療法の研究を始めたのかといえば、脳腫瘍のなかには、手術や化学療法や放射線治療を行なっても、治癒させることのできないものがいくつもあるからです。

先に述べたように、それは他のがんについても同じです。

従来の方法ではどうしても歯が立たないがんに立ち向かうには、新しいアプローチによる治療法の開発が必要だ――。

私は、そんな想いにかられて、二十六年間にわたってウイルス療法の研究を続けてきました。そして、これまで完治する見込みのなかった悪性脳腫瘍に効果が期待できる治療用ウイルスの開発に成功し、「G47Δ」と名付けました。

G47Δに使われているのは、特殊なウイルスではありません。「単純ヘルペスウイルスI型」という、私たちにとって非常に身近で、ありふれた存在のウイルスなのです。

ウイルスでがん細胞を叩く「ミクロの決死圏」

みなさんは、『ミクロの決死圏』という映画をご存知でしょうか？

脳内出血を起こした要人を救うため、ミクロサイズに縮小された五人編成の医療チームが特殊潜航艇に乗り込み、脳の内部から病気を治療しようとする物語です。一九六六年に公開されたアメリカ映画ですが、今なおSFアドベンチャーの傑作といわれています。

この映画にたとえれば、遺伝子に操作を加えられた単純ヘルペスウイルスI型が、がんを治療する医療チームと特殊潜航艇をかねている、ということになるでしょう。

がん治療用に改変されたヘルペスウイルスを、悪性度のきわめて高い脳腫瘍の細胞に感染させて顕微鏡を覗くと、まさに『ミクロの決死圏』を彷彿とさせるような光景が目の前に広がります。

この様子を時間を追って撮影していったものが28ページの**図2**です。フラスコの中で、がん細胞三十個に対しウイルス一個の割合でウイルスを感染させると、わずか二日間でがん細胞を全滅させることができます。

黒く細長いがん細胞が、みるみるうちに丸くなって死滅していくのがわかります。がん治療用ヘルペスウイルスに攻撃されてがん細胞が四十八時間で全滅する決定的な瞬間です。

あなたの体内にもいる単純ヘルペスウイルスⅠ型

「ヘルペスウイルス」という言葉は、みなさんも耳にしたことがあると思いますが、ひとくちに「ヘルペスウイルス」といっても、その種類はいろいろあります。

人に感染して病気を引き起こすものをヒトヘルペスウイルスといい、現在までに八種類が知られています。いわば、ヘルペスウイルスのファミリーのようなものです。そのうち、主なものは次の三つです。

①単純ヘルペスウイルスⅠ型（ＨＳＶ－１＝Herpes simplex virus type 1）

口唇ヘルペス、ヘルペス性歯肉口内炎、ヘルペス性角膜炎などを引き起こすウイルス。

②単純ヘルペスウイルスⅡ型（ＨＳＶ－２）

主に性器ヘルペスの原因となるウイルス。性器ヘルペスは、性器やお尻のまわりの皮膚に赤い発疹、水ぶくれ、ただれなどができる疾患で、初めて感染したときには強い痛みや

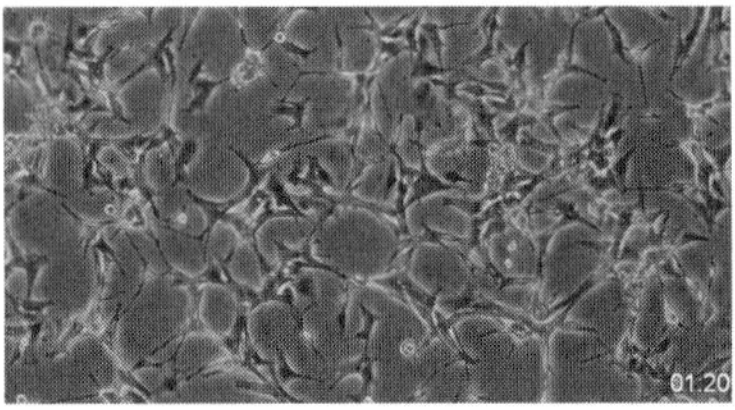

スタート　⬇　黒くて細長い星状のものががん細胞

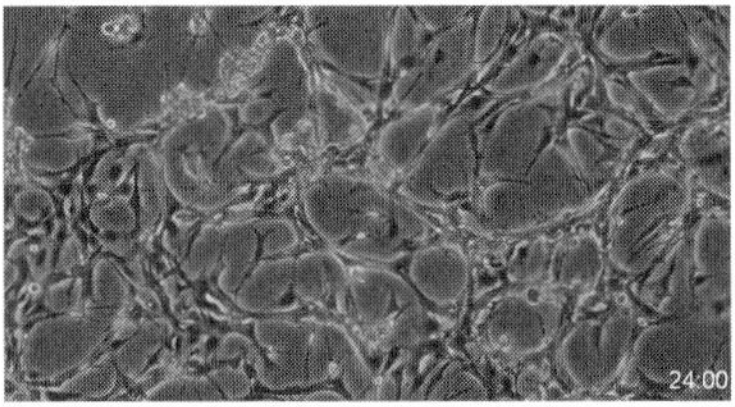

24 時間後　⬇　丸く見える部分はがん細胞が死滅したところ

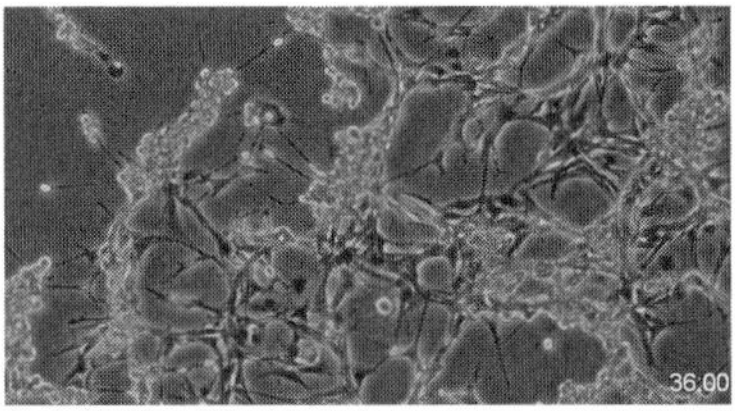

36 時間後　⬇　がん細胞がどんどん丸くなっていく

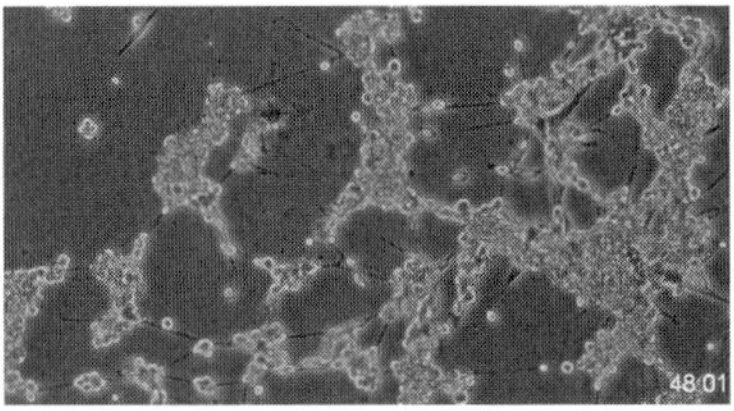

48 時間後　全滅したがん細胞

図2　第三世代がん治療用ヘルペスウイルスを感染させたU87MG ヒトグリオーマ細胞

発熱をともなう。

③水痘・帯状疱疹ウイルス（HSV‐3）

水ぼうそう（水痘）の原因となったウイルスが、水ぼうそうが治ったあとも神経細胞の中に潜伏し、加齢や免疫力の低下などによって暴れだし、帯状疱疹を引き起こす。

帯状疱疹は、お腹から背中など上半身に帯状に水ぶくれが現れる病気で、神経痛のような激しい痛みをともなうことが多い。また、全身に水ぶくれが出ることもある。かさぶたになって治るまでには、通常、一ヵ月くらいかかるが、皮膚の症状が治ったあとも、がんこな痛みが半年ほど続くことがある。

これら三つのうち、G47Δに使われているのは、①の単純ヘルペスウイルスI型です。

みなさんは、風邪で熱が出たときや、疲れやストレスがたまったときなどに、口内炎ができたり、唇のまわりが赤く腫れて水ぶくれができたりすることがありませんか？

水ぶくれができる少し前から、唇のまわりの皮膚がほてったり、ムズムズとしたかゆみや、ピリピリとした痛みなどを感じたりします。やがて、水ぶくれが破れて患部が湿っぽくなり、かさぶたができて治っていきます。

普通は十日から二週間くらいで症状がおさまりますが、その後も同じような症状を繰り返す人が少なくありません。これが、単純ヘルペスウイルスⅠ型によって引き起こされる「口唇ヘルペス」という病気の症状です（図3）。

単純ヘルペスウイルスⅠ型は、人との直接的な接触によって感染します。

初めて感染したときには、たいていの場合は症状が出ず、ウイルスは神経細胞の中に潜り込んでしまいます。これは「潜伏感染」といい、単純ヘルペスウイルスⅠ型の特徴の一つです。

日本の成人の約八割が抗体を持っている身近なヘルペスウイルス

潜伏感染した単純ヘルペスウイルスⅠ型は、何かのきっかけで暴れだし、前述したようなさまざまな症状を引き起こします。症状がおさまっても、このウイルスは体内からいなくなるわけではなく、一生涯、神経細胞の中に潜み続けて、再発のチャンスを狙っています。

再発しやすいのは、風邪や疲労やストレス以外に、けがをしているとき、海水浴やスキーなどで紫外線をたくさん浴びたあと、月経の前、副腎皮質ホルモン薬や免疫抑制薬を服

単純ヘルペスウイルスⅠ型（HSV−1）

・口唇に皮疹をつくるウイルス
・成人の約８割がすでに感染して抗体を持っている
・神経細胞に潜む
・がん治療用の遺伝子組換えウイルスとして最も早くから開発されている

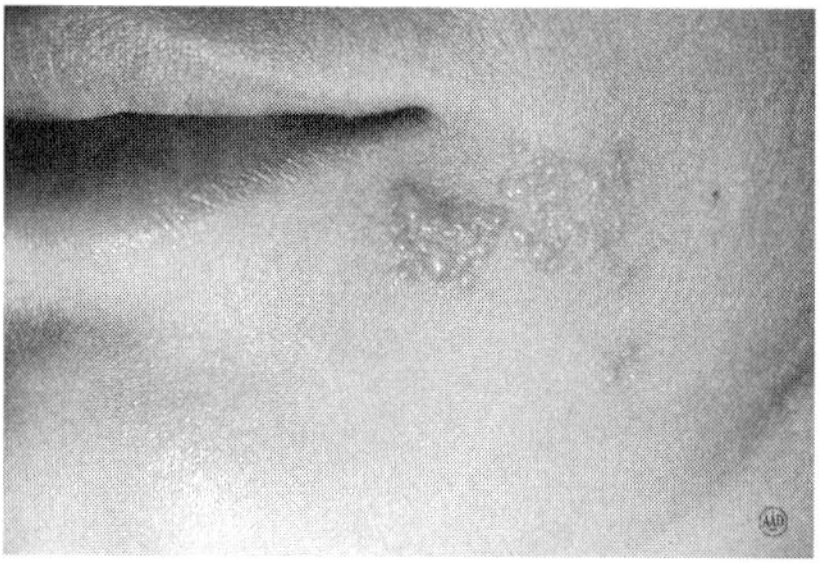

図３　口唇ヘルペス（アメリカ皮膚科学会のHPより）

用しているときなど、何らかの原因で体の抵抗力が落ちている場合です。

　神経細胞に潜む単純ヘルペスウイルスⅠ型を退治することは、現代医学をもってしても不可能なので、再発を予防することはできません。しかし、このウイルスが増えるのを抑える薬（抗ウイルス薬）や、痛み止め、ビタミン剤、抗生物質などを状況に応じて使えば、現れている症状を軽くすることができます。

　先ほど、単純ヘルペスウイルスⅠ型のことを「非常に身近で、ありふれた存在」と形容しましたが、それは日本の成人の約八割が、すでにこのウイルスに感染して抗体を持っているからなのです。

口唇ヘルペスを発症するのはそのうちの一部で、日本の成人では十人に一人ぐらいだと推計されていますが、自覚症状がなくても、単純ヘルペスウイルスI型に感染している人はたいへん多く、二十代から三十代では約半数、六十代以上ではほとんどの人が感染しているというデータもあります。

単純ヘルペスウイルスI型には、八十以上の遺伝子があります。そのなかの、たった三個の遺伝子にある操作を加えて、最も難しいがんを治す。

それが、G47Δです。

「そんな身近なウイルスで、完治の見込みのない難しいがんが治せるの？」

と、意外に思う方も多いことでしょう。

がんの治療にヘルペスウイルスを用いるのには、もちろん、確固たる根拠があります。そのお話をする前に、「そもそもウイルスとは何なのか」について、簡単に説明することにしましょう。

病原体を逆利用し、毒を以て毒を制す

先に私は、化学物質と放射線のことを、がんを引き起こす「毒」にたとえましたが、じ

つはもう一つ「毒」があります。それは、古くから発見されていたウイルスです。

ウイルスと細菌（バクテリア）は、どちらも「微生物」と呼ばれています。感染してさまざまな疾患を引き起こす目に見えない病原体、というイメージから、混同されがちですが、両者はまったく別のものです。

まず、大きさが違います。

細菌の大きさは、だいたい一ミリの千分の一（一マイクロメートル）ですが、ウイルスは細菌よりもさらに小さく、数十〜数百ナノメートル。一ナノメートルは、一ミリの百万分の一の大きさです。ヘルペスウイルスは一〇〇〜一五〇ナノメートルで、ウイルスのなかでは比較的大きなサイズです。

構造や増殖のしかたも違います。

細菌は、たった一つの細胞からできていて、その細胞が細胞膜に包まれています。遺伝情報としてのＤＮＡ（デオキシリボ核酸）を持ち、水や栄養を吸収し、排泄もします。つまり、代謝を行なっているわけです。そのため、栄養さえあれば外界でも分裂・増殖して、自分で子孫を増やすことができます。

一方、ウイルスは、生命の最小単位である細胞という単位をなしておらず、代謝も行なわないので、自分で子孫を増やすことができません。そのため、生物学上は「非生物」とされています。

ウイルスが持っているのは、遺伝情報としてのＤＮＡもしくはＲＮＡ（リボ核酸）だけです。ウイルスの種類（※１）によって、いずれかの核酸が、「カプシド」と呼ばれるタンパク質でできた殻に包まれています。

自力で子孫を増やせないので、宿主《しゅくしゅ》（ホスト）となる他の生物の細胞の中に入り込み（感染）、カプシドを脱ぎ捨てて裸になると、宿主の細胞から自分の子孫をつくるのに必要な素材を横取りし、細胞のエネルギーを利用して、自分の遺伝子のコピーを大量につくります。これが増殖です。

細胞の中で増殖した大量のウイルスは、やがてその細胞を破壊して外へ出ていき、また別の細胞へと感染していきます。一連の増殖過程に要する時間はウイルスによって異なりますが、単純ヘルペスウイルスＩ型は、約一日かかるとされています。

このような増殖の過程で、ウイルスは宿主となった生物の細胞にダメージを与えて、病気を引き起こすのです。

ウイルスの種類は四千以上あるといわれていますが、ウイルスとして登録されていないものもたくさんありますし、新型のウイルスも次々に生まれているので、実際には四千種類をはるかに上回ると考えられています。

ただし、それらすべてのウイルスが私たちに害をおよぼすわけではなく、動物に感染するウイルス、植物に感染するウイルス、細菌に感染するウイルスに分かれています。

人間がかかるウイルス性の病気としてよく知られているのは、口唇ヘルペス、水ぼうそう、帯状疱疹のほかに、インフルエンザ、風邪、はしか（麻疹）、おたふく風邪、ポリオ、エイズ（後天性免疫不全症候群）などでしょう。

こうした病気のほかに、ある種のウイルスは、人の遺伝子に異常を起こしてがんの原因になることもあります。

これまで人間は、ウイルスの発がん性を制御できなかったのですが、近年になって、遺伝子組換えによってようやく人為的にコントロールできるようになり、ウイルスをがん治療に使えるようになりました。

ウイルスがさまざまな病気の原因になることは、たいへん古くから知られていました。「医学の父」と称される古代ギリシャのヒポクラテスは、ウイルスという言葉を、「病毒（病気を引き起こす毒）」という意味で使っていたそうですが、日本には、人に害をなすものが一変して有益なものに変わるたとえとして、「毒薬変じて薬となる」ということわざもあります。

本来は病気の原因となるウイルスを、逆に利用してがんを治そうという考え方は、まさにこのことわざ通りのもの。

ウイルス療法は、化学療法や放射線治療とともに、「毒を以て毒を制す」治療法なのです**（図4）**。

なかでも、新たに登場したウイルス療法は、がんを攻撃する力が最も高いといえます。しかも、Ｇ47Δに使われている単純ヘルペスウイルスⅠ型には、もともと発がん性がないのです。

（※1）ウイルスの種類：ウイルスは、ＤＮＡ型ウイルスとＲＮＡ型ウイルスに大別される。ヒトでは生命活動に必要なタンパク質を合成するための「設計図」がＤＮＡ配列で成り立っているが、ウイルスは「設計図」がＤＮＡでつくられているものとＲＮＡでつくられているものがある。ウイルスのＤＮＡやＲＮＡは、「カプシド」と呼ばれるタンパク質でできた殻で包まれている。さらに、カプシドの周囲が「エンベロープ（外套）」と呼ばれる脂質の膜で覆われているウイルスもあり、単純ヘルペスウイルスⅠ型はこのタイプ。

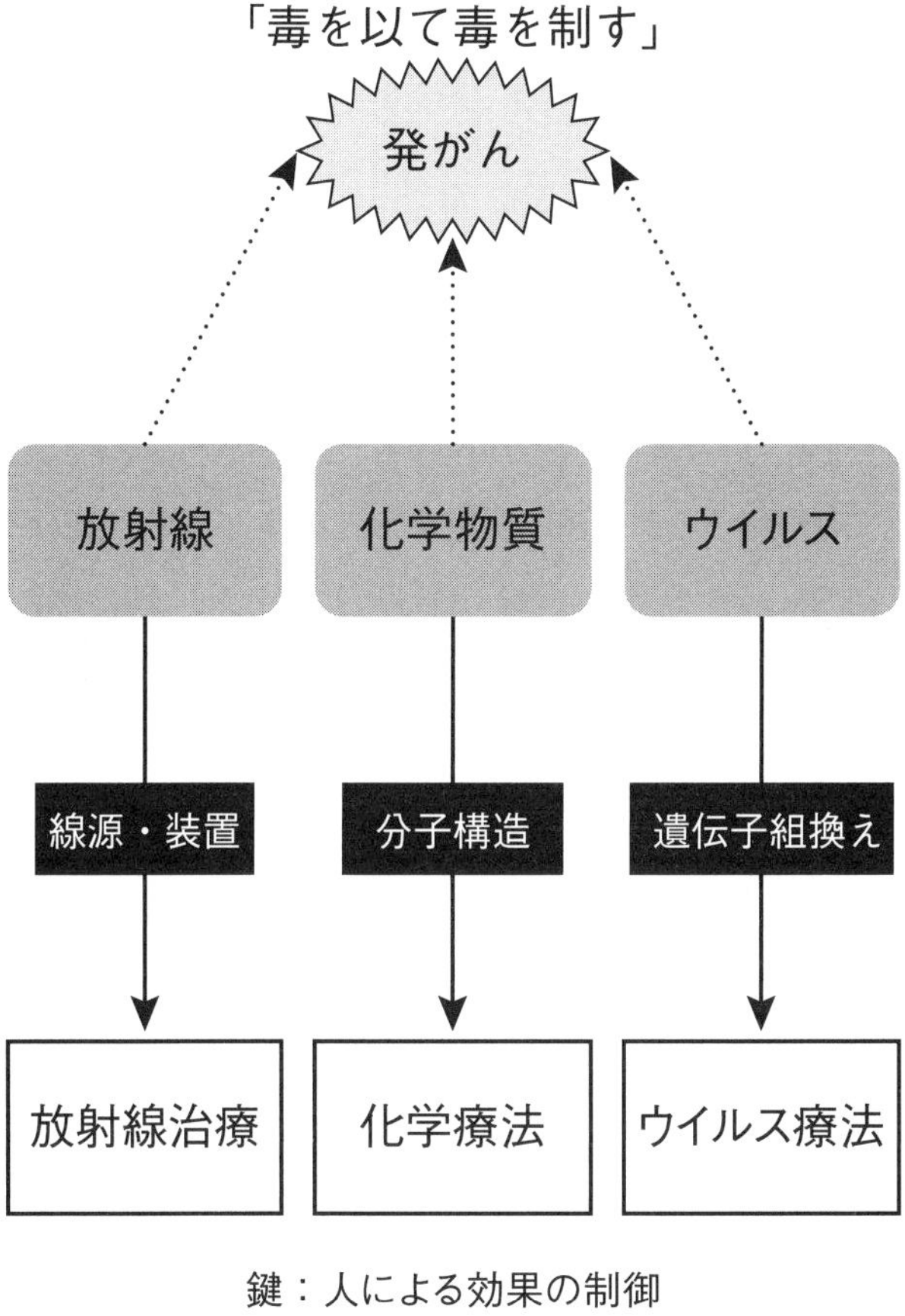
「毒を以て毒を制す」
発がん
放射線
化学物質
ウイルス
線源・装置
分子構造
遺伝子組換え
放射線治療
化学療法
ウイルス療法
鍵：人による効果の制御

図４　がんの治療法

百年前から試みられていたウイルス療法

多くの読者にとって、「ウイルスを使って、がん細胞を消滅させる治療法」というのは初耳かもしれません。

「最近になって出てきた治療法だろう」と思う方も多いことでしょうが、じつは、がんがウイルスに弱いらしいということは、ずいぶん昔から知られていました。

図5は、一九七一年にイギリスの権威ある医学雑誌『ランセット』で報告された症例です。南アフリカに住んでいた少年の顔の右側には、バーキットリンパ腫というがんが見られました。ところが、この少年が麻疹（はしか）にかかったところ、麻疹が治ったと同時にがんも治ってしまったのです。

さらに文献を調べてみると、なんと約百年も前から、ウイルスでがんを治す試みがなされていたことがわかりました。

一九五〇年代～六〇年代には、がん患者がウイルスに感染すると、がんが小さくなるという現象を利用して、実際に毒性の弱いウイルスなどを使って、がんを治す臨床試験もさかんに行なわれていたのです。

がんがウイルス感染に弱いことは昔から知られていた

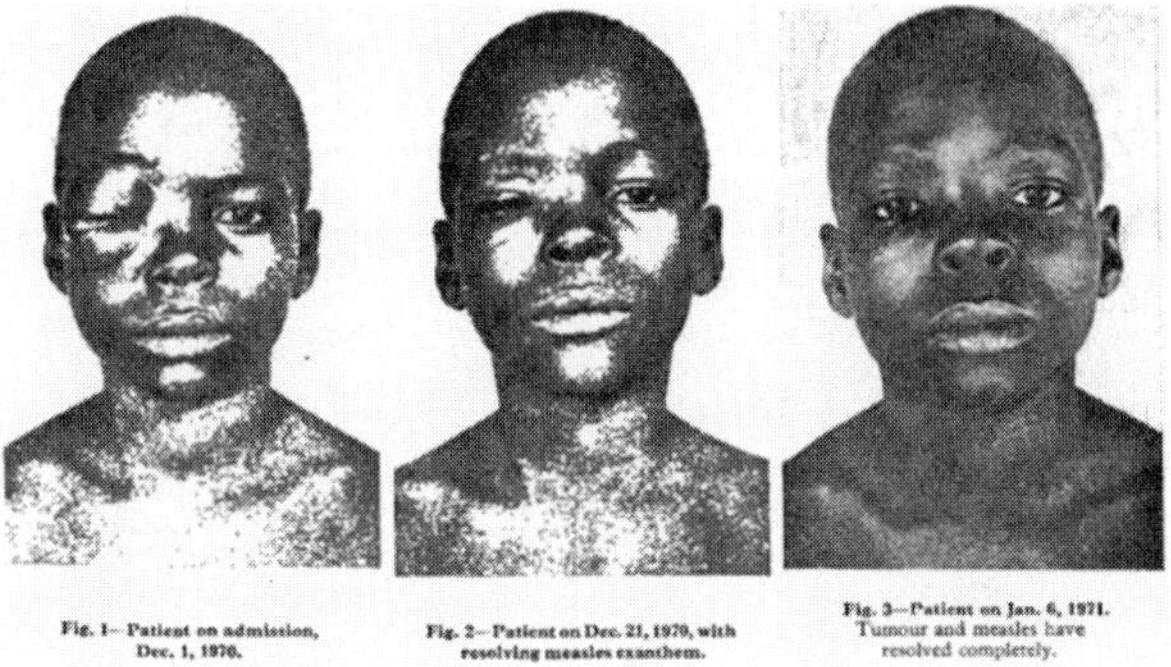

図５　麻疹感染に合併したバーキットリンパ腫の症例
Bluming AZ, Ziegler JL: Regression of Burkitt's lymphoma in association with measles infection.
Lancet 298: 105–106, 1971
1950年代～'60年代には野生型ウイルスや自然弱毒ウイルスを用いてがんを治す臨床試験がさかんに行なわれた。しかし、病原性の制御ができず、治療法として確立しなかった。

しかし、それは治療法として確立しませんでした。ウイルスの病原性を人間がコントロールできなかったからです。

がんが治るほどたくさんウイルスを使えば、ウイルスによる別の病気が引き起こされてしまう。逆に、病気が起きない程度にウイルスの量を減らすと、がんが治らない。「毒を以て毒を制す」ということでいえば、その「毒」の匙加減が難しかったわけです。

そのため、ウイルスを使ってがんを治療する研究は、しばらく途絶えてしまいました。

人間がウイルスの病原性をきちんとコントロールできるようになったのは、遺伝子組換えの技術が発達し、ウイルスが持っている遺伝子のさまざまな機能が解明できるようになった一九八〇年代に入ってからのことでした。

ウイルスの作用を遺伝子レベルで操作できるようになって、ようやく人類はウイルスをがん治療に使えるようになったのです。

ウイルスは「家畜化」すれば怖くない

新型コロナウイルス感染症の世界的流行によって、「恐ろしいもの」「人類の敵」というイメージが強くなったウイルスですが、うまく利用すれば「人類の味方」にもなります。

その意味で、ウイルスによるがん治療は放射線治療と似ていると思います。どちらも、「目に見えない怖いもの」ととらえられることが多い。放射線は使い方を誤れば私たちにとって大きな脅威になりますが、その一方で、がんの診断や治療にも使われています。適切に使えば平和利用ができるわけです。

ウイルスも同様です。日本人は「放射能」や「遺伝子組換え」という言葉に拒絶反応を示しがちですが、G47Δのように、遺伝子組換えによって正常細胞に感染しても増殖できないように設計すれば、がん細胞を叩く大きな武器になります。

　これまでウイルスが、がん治療に使えなかったのは、かつてはウイルスの作用を人為的に制御する手段がなかったからでした。

　それが、遺伝子組換えという手法が現れて、初めてウイルスの作用を人為的に制御できるようになり、がんの治療に使えるようになった。言葉を換えれば、ウイルスを「家畜化」して、人のために役立てることが可能になったのです。

　ウイルスを治療に使う条件の一つは、そのウイルスがよく研究されていて、遺伝子の機能が詳しく解明されていることです。つまり、相手がどういうものであるかをよく知らなければなりません。

　これは牛や馬などの動物を家畜化してきた過程をイメージするとわかりやすいでしょう。仮に、まったく知らない生き物が山の中で発見されたとしたら、「恐ろしい」と思うだけで、いきなり家畜にはしないはずです。人間は牛がどういう動物かよくわかっているから家畜化することが可能なのです。さらには、品種改良や、飼育法について研究を重ね、「人に役立つ動物」にしてきたわけです。

ウイルスも同様です。新型コロナウイルス（ウイルス名：ＳＡＲＳ−ＣｏＶ−２）が今も「恐ろしいもの」であり続けているのは、ウイルス学の専門家を含む多くの人にとって、未知のウイルスだったからです。もともとヒトが持っているウイルスではないので、獣医の世界以外では研究もほとんどされていませんでした。最近はウイルスのゲノム構造をすぐに解明することができるので、新型コロナウイルスがＲＮＡ型ウイルスであることや、ＲＮＡの配列がどうなっているかはわかっています。しかし、その中にどういう遺伝子があり、どのように機能しているかは、まだよくわかっていません。そのため、たとえばウイルスに変異が起きたときに、その変異がいったい何を意味するのかわからず、「また新たな変異株が見つかった」「この先どうなるのか」と人々の不安が増幅されていくわけです。

　この先、新型コロナウイルスの研究が進んで、どういう遺伝子がどのように機能しているか解明されていけば、遺伝子組換えの手法を使って「人に優しいウイルス」に変えることも可能になるのではないかと、私は思っています。

　ウイルスは必ずしも恐ろしいものではなく、私たちの敵にも味方にもなるのです。

がんの治療になぜ単純ヘルペスウイルスI型は有利なのか

「がんの治療に使われるのは、なぜヘルペスウイルスなのか？　この世には四千種類以上のウイルスが存在するというのに、ほかのウイルスではダメなのか？」

　こんな疑問を持つ方もいると思います。

　答えを先に言うと、各国でウイルス療法に使われているのは、ヘルペスウイルスだけではありません。風邪を引き起こすアデノウイルスを使っている研究機関もありますし、はしかの原因となる麻疹ウイルスを使っているところもあります。

　われわれのチームが単純ヘルペスウイルスI型を使っている理由は、遺伝子の機能がよく解明されており、そのことによりさまざまな利点があるからです。遺伝子の機能がよくわかっていれば、それだけ安全性も高いといえます。

　われわれがウイルス療法の研究をする際に最も重視するのは、何といっても使用するウイルスの安全性です。

　G47Δに用いる単純ヘルペスウイルスI型は、もともと恐ろしいウイルスではありませんが、ごく稀に暴走して脳に感染することがあります。そこからヘルペス脳炎を発症すると、最悪の場合は死に至ったり、後遺症が残ったりすることがあります。

このウイルスに感染している人がヘルペス脳炎になる率はきわめて低いのですが、仮に発症したとしても、ウイルスの増殖を抑える良い薬があります。早く診断がつけば命は助かりますし、治療のスタートが早ければ早いほど後遺症も少なくて済みます。

「早い段階で抗ウイルス薬を使えること」は、単純ヘルペスウイルスI型をがん治療に利用するうえで、非常に大きな利点となっています。

なぜなら、万が一ウイルス療法を行なっている途中でウイルスによる病気が引き起こされても、すぐにがんの治療を中断して、ウイルス由来の病気の治療に切り替えることができるからです。

ほかにも、単純ヘルペスウイルスI型には、がん治療に都合の良い点がたくさんあります。

- ほぼあらゆる種類のヒト細胞に感染する。
- 同じ量のウイルスを用いた場合、がん細胞を殺す効果がより高く期待できる。
- 血中に抗ウイルス抗体があっても、繰り返して投与しても、治療効果が下がらない。
- 臨床試験の前に、マウスやサルで安全性や効果の評価が可能。

副作用も後遺症も少ない革命的がん治療

がんの三大治療法の説明で述べたように、現在使われている抗がん剤は、がん細胞を死滅させるのと同時に正常な細胞も攻撃してしまうため、いろいろな副作用が生じるというデメリットがあります。

近年、化学療法の分野では、「分子標的薬」という新しいタイプの抗がん剤も使われています。がん細胞をつくっている特定の分子だけにくっつき、その分子の働きを妨げることによってがんを治す薬ですが、これにも副作用はあります。

その点、Ｇ47Δは、化学療法や放射線治療に比べると副作用が出ない可能性が高いのです。

Ｇ47Δは、正常細胞では増殖できないようにウイルスの遺伝子に操作を加えてあるため、がん細胞だけを破壊し、正常組織を傷つけることがありません。そのため、何度でも繰り返して投与することもできます。

さらに、脳腫瘍に限らず肺がん、胃がん、乳がん、大腸がんなど、あらゆる固形がんに適用できますし、従来の三大治療法と組み合わせて使うこともできます。

Ｇ47Δは、これまでにない革命的ながんの治療法です。

製剤化して普及させることができれば、「国民病」であるがんの制圧に、必ずや大きく貢献できるでしょう。G47Δの生みの親として、私はそう自負しています。

一刻も早くあらゆるがんの患者さんのもとにG47Δをお届けしたいのですが、現段階では脳腫瘍を対象に実用化されたばかりで、その願いが叶うにはまだ時間がかかりそうです。

しかし、治療の道を閉ざされた難治がんの患者さんたちは、今、この瞬間も、苦しんでいます。その苦しみは、「明日はわが身」になるかもしれません。がんは、いつ発症するかわからないのです。

新たな治療法を待ちわびている難治がん患者さんの実態を、私の専門である脳腫瘍を例にとり、第二章でみなさんにお伝えすることにしましょう。

第二章
致死率一〇〇％の悪性腫瘍との闘い

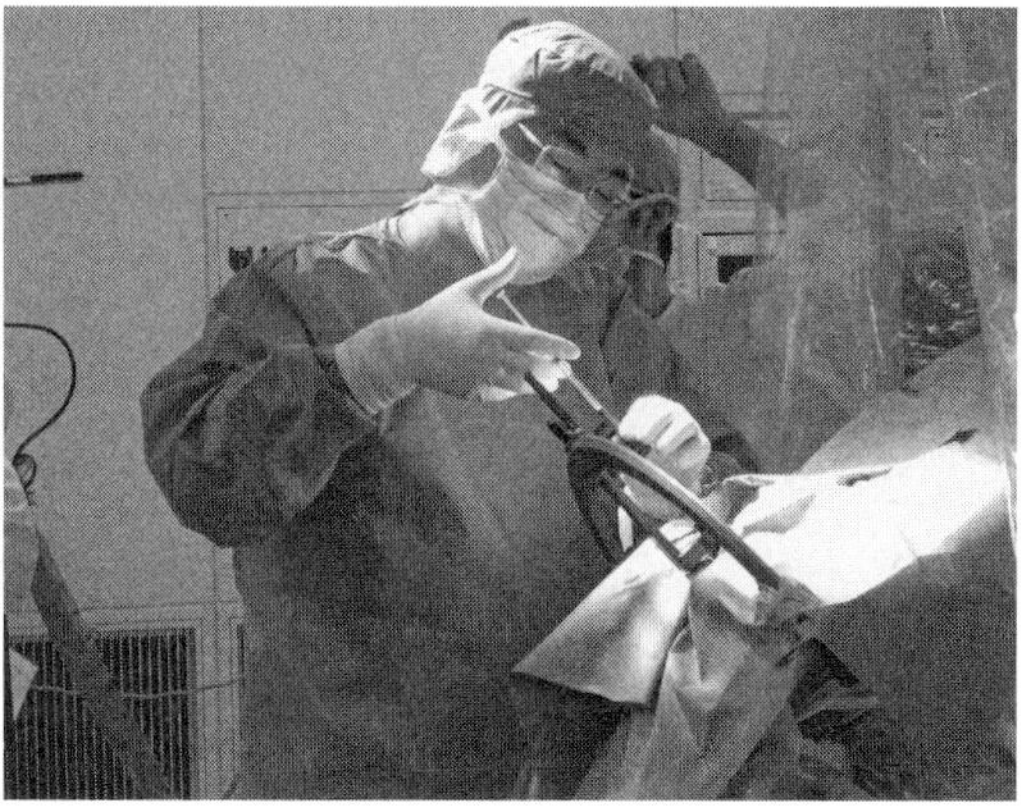

悪性脳腫瘍患者にウイルス療法を施術中の藤堂医師

悪性脳腫瘍におかされた脳外科医

最も悪性度の高い脳腫瘍になるということは、死刑囚よりも確実に早く死が訪れることを意味しています。

統計によると、日本では死刑判決が確定してから執行までに平均七年四ヵ月かかっているそうです。再審請求をすれば、もっと長く生きられます。

しかし、最も悪性度の高い脳腫瘍の診断を下された患者さんの大半は、二年後にはこの世にいません。

手術後の一年生存率は、五一・六%。つまり、患者さんの半分は一年以内に亡くなってしまうのです。三年生存率は一三・一%。五年生存率は、わずか七・八%です。

昭和大学医学部脳神経外科の助教授で、悪性脳腫瘍の治療の最前線で活躍されていた岩田隆信先生も、この病で亡くなられました。悪性脳腫瘍の怖さを誰よりも知っている医者自身が、その病におかされたのです。

岩田先生は、『医者が末期がん患者になってわかったこと』（中経出版）という闘病記を遺しています。少し長くなりますが、冒頭の文章を引用させていただきます。

私がまもなく脳死の状態になるのは、疑いようのない事実です。

それも遠くない将来に、そのときを迎えることになるでしょう。

私は脳腫瘍に冒されてしまったのです。それも「悪性グリオーマ」という最悪の腫瘍です。この腫瘍は、たとえ、繰り返し繰り返し手術をしても、何度でも再発してくる悪性の腫瘍です。そして、幾度かの手術の末、いずれは脳死に至り、やがて死を迎えることは避けられません。現在の医学では治しようのない病なのです。

そして私は、脳神経外科の専門医として、自分が今後どういう状態をたどっていくのか、誰よりも正確に推測することができます。それは、万が一にも楽観できる状況ではありません。おそらく、妻の規子と七歳になったばかりの娘・綾乃を残していかなければならないことは、間違いないことなのです。

ある日突然、激しい頭痛に襲われた岩田先生は、脳外科の専門医として、「まずい、何かある」と感じました。しかしその一方で、「これはクモ膜下出血ではないな」と、たかをくっていたことも事実だと、この本のなかで告白しています。

その気持ちはよくわかります。よもや自分が脳腫瘍になるとは、誰しも思っていないでしょう。

岩田先生は、病院で撮影してもらった脳の写真を見て、「これが本当に自分の脳なのか？」と、愕然としました。右の側頭葉前半にゴルフボール大の血腫が認められたのです。これが患者さんの写真なら、「即入院」を申し渡すような最悪の状態でした。

脳外科医ならば、自分の脳の中の画像を見れば悪性脳腫瘍だとすぐに診断がつきますし、自分が確実に死ぬということもわかります。

そのときのショックたるや、筆舌につくしがたいもので、自分の置かれている状態にどう対処すればいいか見当もつかず、茫然自失で家に戻ったといいます。

「よりによって、どうして自分が？」と、運命を呪う。病気になった自分の姿を、同僚に見られたくない。「かわいそうに」と同情されたくない。専門医の冷静な眼で自身の病状を観察する一方で、残される家族のことを案じ、死の恐怖に怯える――。

複雑に交錯する思いが率直に記されており、読んでいて、その気持ちが手に取るようにわかり、身につまされました。

岩田先生は、一九九七年一月の発病以来、合計三回の手術を受けましたが、翌九八年十二月に帰らぬ人となりました。五十一歳の若さでした。脳外科医としてあぶらが乗りきり、公私ともに人生の充実期を迎えた矢先の死です。どんなに無念だったことでしょう。闘病記や闘病ブログに「病気が治って元気になりました」と書ける日が、悪性グリオーマの患者さんには来ることがない――。それが、この病気の残酷な現実なのです。

現代医学でも制圧できない「不治の病」

第一章で、がんのなかには手術や化学療法（抗がん剤）や放射線治療をしても、ほとんど効果のないものがあると述べました。その代表が脳腫瘍です。

私たちの脳は、頭蓋骨に囲まれており、さらに頭蓋骨の内側にある髄膜でおおわれています。脳を取り巻く髄膜には三種類あり、外側（頭蓋骨側）から順に、硬膜、クモ膜、軟膜と呼ばれています。神経の中枢である脳は、頭蓋骨や三層の膜によって、しっかり保護されています。

脳腫瘍とは、この頭蓋骨の内側にできる腫瘍の総称です。原発性脳腫瘍の発生率は、年間に人口一万人に対して約一人。子供からお年寄りまで、幅広い年齢層に発症します。胃がんや大腸がんなどに比べると脳腫瘍の発生率は低いのですが、頭蓋骨の内側という狭い場所に発生するため、腫瘍が大きくなるにつれて正常な脳を圧迫し、さまざまな症状を引き起こします。

脳腫瘍の症状というと、頭が割れるような激しい頭痛に襲われるイメージを持っている人が多いと思いますが、頭痛は症状のごく一部にすぎません。

体がふらつく、まっすぐ歩けない、話し方や話の内容がおかしい、といった症状を訴える患者さんも多いのです。腫瘍の発生部位によっては、難聴、視野の欠損、運動麻痺、言語障害などの重篤な症状をともなうこともあります。

病気が進行するにつれて、頭痛や吐き気がひどくなったり、痙攣《けいれん》、失神などを起こしたりすることもありますが、多くの場合は、そうなる前に意識レベルが下がってきて、眠る時間がだんだん長くなり、そのうちに起き上がれなくなってしまいます。

ところで、ひとくちに「脳腫瘍」といっても、いろいろな種類があります。

腫瘍が発生する場所はさまざまで、脳細胞、硬膜、クモ膜、血管、末梢神経など、頭蓋骨の内側に存在するどの組織からでも生じてくるため、ＷＨＯ（世界保健機関）では、どの組織に発生したかによってタイプを分類しています。

それによると、脳腫瘍のタイプは百種類以上にもおよびます。じつに多くのタイプがあるのです。

しかし、ＷＨＯの分類はかなり専門的なので、一般には理解されにくいでしょう。多くの人にとってわかりやすいのは、「原発性か転移性か」、あるいは「良性か悪性か」という分類だと思います。

他のがんと同じように脳腫瘍も、脳組織そのものから生じた原発性脳腫瘍と、体の他の部位のがん（たとえば肺がんや乳がんなど）が転移した転移性脳腫瘍とに分けられます。

この本でいう「脳腫瘍」は、基本的に原発性脳腫瘍のことです。

手術によって大半は治る良性脳腫瘍

原発性脳腫瘍は、良性と悪性に大きく分けることができます。六割が良性、四割が悪性です。

大まかにいいますと、良性脳腫瘍は脳組織の外から、悪性脳腫瘍は脳組織の中から発生する腫瘍です。

イメージとしては、良性脳腫瘍は脳組織の外側にできた「おでき」のようなもの。この「おでき」は、脳を圧《お》しながら大きくなりますが、手術で完全に切り取ることができれば、完治が期待できます。

たとえば、良性脳腫瘍の一つに髄膜腫があります。脳を包んでいる髄膜という部分にできる腫瘍で、頭部造影ＭＲＩ（核磁気共鳴画像法）で見てみると、腫瘍が頭の中のどこにあるか、見た目にはっきりとわかります。

このような腫瘍のかたまりが大きくなっていくと、脳は頭蓋骨に囲まれた閉鎖空間なので、脳そのものが圧迫されてしまいます。そして、腫瘍が発生した部位によって、麻痺、痙攣、視力や聴力の障害、めまい、平衡障害（体がふらふらして平衡感覚がとれない）、顔のしびれなどの症状が現れます。

そのまま放っておけば、良性でも症状が進んで危険な状態になってしまうので、重篤にならないうちに治療する必要があります。

良性脳腫瘍の治療は、手術によって腫瘍を摘出するのが一般的です。脳組織の外側にできたものなので、脳にまったく傷を与えずに腫瘍をすべて取り除くことも可能ですし、生命の危険も少なくてすみます。

国立がん研究センターがん対策情報センターによると、髄膜腫でグレードⅠの場合の五年生存率は約九七・二％です。

脳の中に浸み込む悪性脳腫瘍は完治が困難

一方の悪性脳腫瘍は、がん細胞が脳組織の中に浸み込むように散らばっています。これを「浸潤《しんじゅん》」といいます。イメージとしては、脳そのものが腫れているような感じです。よく誤解されるのですが、悪性脳腫瘍は、おできのように腫瘍部分がくっきりわかるというものではなく、多くの場合、見た目ではどこからどこまでが腫瘍なのかわかりません。

がん細胞が脳組織の中に散らばっているので、手術では、がんといっしょに脳組織も切り取ることになりますが、切り取った部分の脳機能が失われてしまうので、他のがんのように「なるべく広く切り取っておこう」というわけにはいきません。

また、がんが脳の底の方にできている場合には、後遺症を出さずに腫瘍を摘出するのは非常に難しくなります。

悪性脳腫瘍は、がん細胞が脳組織の中から発生し、周囲の組織に広く浸潤しているため、なかなか症状が現れません。

がん細胞の数がかなり増えて脳がむくみ、頭蓋内の圧力が高くなり、脳組織が圧迫されるようになってから、ようやくはっきりとした自覚症状が出てきます。しかし、そのときにはすでに病状がかなり進行してしまっていることもあります。

ですから、普通の健康診断で悪性脳腫瘍を早期発見することはできません。

近年では脳ドックが普及してきたため、症状がない時期に、脳のＸ線ＣＴ（コンピュータ断層撮影法）やＭＲＩによって偶然発見されるケースも増えていますが、仮に早期発見したとしても、脳の全摘ができない以上、完治させることはきわめて困難です。

なぜなら、ＭＲＩなどの診断画像でわかる範囲の腫瘍を完全に手術で取り除いても、がん細胞が周囲に残ってしまい、それがいずれまた増えてくるからです。

そのため多くの場合は、手術を行なったうえで、放射線治療や抗がん剤による化学療法が必要になります。

ほぼ一〇〇%治らないがん

悪性脳腫瘍のうち最も多いのは、「グリオーマ（神経膠腫）」という腫瘍です。

私たちの脳と脊髄には、神経細胞とそれを支えている「グリア細胞」というものがあります。

グリアとは、膠《にかわ》を意味するギリシャ語です。そのため日本では、グリア細胞のことを

「神経膠細胞《しんけいこうさいぼう》」と呼ぶこともあります。グリア細胞の役割は、神経細胞に栄養や酸素を送り込むことです。

　グリオーマは、このグリア細胞から発生する腫瘍の総称で、脳腫瘍全体のおよそ四分の一を占めています。

　概して、悪性脳腫瘍を完治させることは非常に難しいのですが、それでも、少数ながら例外的に治るものもあります。

　しかし、グリオーマに限っていえば、最先端の医療技術を駆使したとしても、今のところ完治させる方法はありません。

　成人の場合、グリオーマと診断されてからの余命は、グレードⅡで七～八年、グレードⅢで約三年。最も悪性度の高いグレードⅣでは、余命は約一年です。現在の医療では、ほぼ一〇〇％治らないがんなのです。

　というのも、グリオーマは周囲の脳に浸み込むように広がっていき、正常な脳との境界がはっきりしないため、手術ですべて取り除くことが不可能だからです。

　胃がん、大腸がん、乳がん、前立腺がんなどは、がんといっしょに臓器をすべて摘出できるので患者さんの命を救うことができますが、脳と心臓だけは、他の臓器と違って全摘出ができません。

グリオーマをはじめとする悪性脳腫瘍の手術では、なるべくたくさん、がんの周囲の脳の組織を取ってはいるものの、全摘出は不可能なので、手術だけでは治りません。そのため、手術後に放射線をかけたり、抗がん剤を投与したりするのですが、それでも治らないのです。

たとえ良くなったとしてもそれは一時的なもので、たいていは再発のたびに悪性度が上がっていきます。

たとえば、最初にグレードⅡと診断された患者さんは、ずっとグレードⅡのまま腫瘍が大きくなっていくのではなく、再発した時にはグレードがⅢになったり、Ⅳになったりして、やがて死に至ります。

E・ケネディが倒れた最も悪性度の高いグリオーマ膠芽腫

ただし、必ずしもみながみな、グレードⅡからⅢ、Ⅳと段階的に悪化するとは限りません。最初から、最も悪性度の高いグレードⅣの膠芽腫と診断されるケースも少なくありません。

膠芽腫は、グリオーマのうちで最も発生頻度が高く、しかも最も悪性度が高く、非常に速く進行します。この章の冒頭で紹介した岩田隆信先生は、この膠芽腫におかされ、命を奪われました。

膠芽腫は、一般的にはあまり知られていない病名ですが、アメリカ合衆国上院議員だったエドワード・ケネディ氏（第三十五代大統領J・F・ケネディ氏の末弟）や、同上院議員で二〇〇八年大統領選でのオバマ元大統領の対立候補だったジョン・マケイン氏も、この病気で亡くなっています。

膠芽腫をはじめとするグリオーマは、非常にたちの悪い脳腫瘍であるため、手術、化学療法、放射線治療に次ぐ第四の治療法が待ち望まれてきました。

そして、われわれの研究チームがウイルス療法の対象にしているのが、まさにこのグリオーマなのです。

まず、確実な診断で闘う相手を明確にする

完治の可能性がほとんどない悪性脳腫瘍患者にどう向き合うかは、医者によって考え方が違うでしょうが、私自身は、患者さん本人に対しては、必ずしも詳しく病気の説明をし

ません。

医者の心理からすれば、ありのままを淡々と伝えてしまうほうが楽なのですが、患者さんが病気と闘ううえで、「希望を失わない」ということがとても大事だと思うからです。

希望を持つか持たないかは、命の長さに関わってきます。実際に患者さんを見ていると、希望を持っている人は頑張りがきくせいか、平均余命より長く生きるケースが多いような気がします。

逆に、希望を失ってしまうと死に至るのは早い。それは当然でしょう。脳腫瘍の専門医でさえ、自分の病名を知って大きな衝撃を受けるのです。ましてや、一般の患者さんが主治医からいろいろな資料を見せられて、「あなたの余命は一年です」と言われたら、どんな気丈な人でも頭の中が真っ白になって、生きる希望をなくしてしまいます。

今では、患者さん自身がインターネットなどで調べていくうちに、自分の病気について知るケースも多いのですが、医者から面と向かって「余命一年です」と言われるのと比べたら、衝撃の大きさや絶望感の深さはまったく違います。

悲しいことですが、悪性脳腫瘍は、死刑宣告よりも確実に死を意味します。「先生、どうか本当のことを言ってください」という患者さんの懇願を額面通りに受け取って、「本当のこと」を言ってしまったら、そのあとの患者さんのショックは計り知れません。

「本当のことを言ってください」という言葉の裏側には、「自分が安心することを言ってほしい」という切実な願いが秘められているのです。

だから私は、患者さんに対しては、絶望的な見通しをあからさまに言わないようにしています。

その一方で、患者さんの家族に対しては、言葉を尽くして病気の説明をして、その時点で可能な限りの積極的治療を行なうようにしています。

たとえば、悪性脳腫瘍のグリオーマが脳幹部にできた患者さんがいるとします。

その場合、必ず手術を行ない、診断を確実なものにするために生検《せいけん》（生体組織診断）をします。生検というのは、病変部（脳腫瘍なら腫瘍ができた部分）に針を刺して組織を採取し、顕微鏡で観察して診断を下したり、腫瘍の悪性度や進行の程度を調べたりする臨床検査のことです。

脳幹というのは、大脳と脊髄を結ぶ部分です（図6）。

脳幹には、感覚神経や運動神経をはじめとするたくさんの脳神経が通っており、自律神経の機能や姿勢反射などにかかわる中枢も存在します。

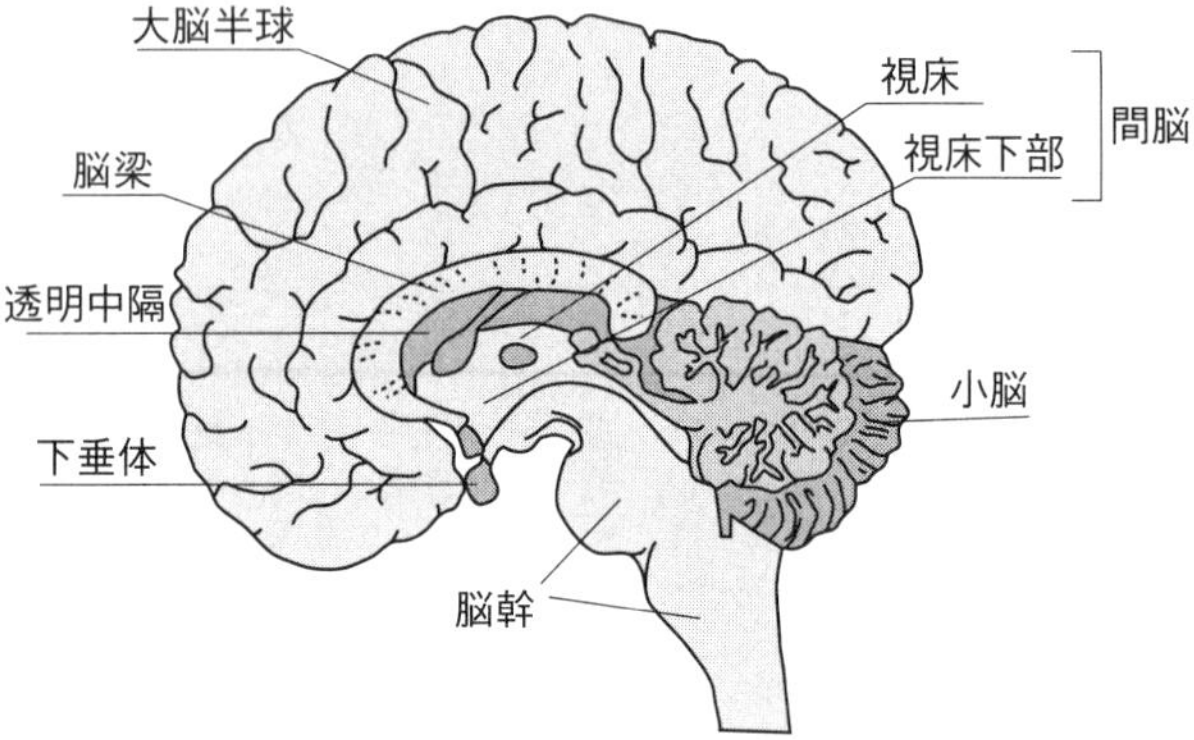

図6　脳の断面図

テレビ時代劇の『必殺仕掛人』で、主人公の藤枝梅安が悪者を殺害するとき、鍼《はり》をぐっと突き刺している部分が脳幹です。つまり、生命を維持するための大切な機能が詰まっている場所を攻撃しているわけです。

脳死というのは、脳幹が死ぬことです。ですから昔の医学では、脳幹は触ってはいけない場所とされていました。脳幹にダメージを与えると致命的な結果を及ぼすため、針も刺さない脳外科医は今も多いのですが、私は生検で必ず病理診断をすることを前提としているので、脳幹にも針を刺します。その場合は、定位脳手術という方法をとっています。

定位脳手術とは、頭部に孔をあけるか小さく開頭するかして、脳の表面からごく細い針を刺し、脳の深部にある病変部に正確に進めていき、治療や検査を行なう手術のことです。

あらかじめ計測用のフレームで頭を固定しておき、CTスキャンによって病変部の位置を〇・一ミリ単位の精度で計測することによって、脳の奥深くまで正確かつ安全に針を進めることができます。

病理診断をするときには、いちばん障害が出なそうなところを狙って脳幹に針を刺します。こうして採取した組織を調べれば、本当にグリオーマかどうかがはっきりします。

なぜ、わざわざこういうことをするのかというと、患者さんも家族も医者も、〝敵〟がなにものかをしっかり知っておくほうがいいからです。

わずかにでも治る可能性のある病気と治らない病気とでは、病気との闘い方が根本的に変わってきます。患者さんや家族に、「闘う相手は本当に悪性の脳腫瘍なのだろうか？」と疑う気持ちが少しでもあると、治療に対する迷いが生まれてしまいます。

それをなくすためには、診断を確実にしておかなければならないのです。

こうして脳幹グリオーマという診断がついたら、手術が困難な部位なので、ほとんどの場合は、患部に放射線をかけることを主体とした治療が行なわれます。

その際、脳幹が死んでしまわないように、放射線を基準値より少し控え目にかけるのが普通ですが、私は、腫瘍がそこにあるとわかっているのであれば、あえて強めの放射線をかけるようにしています。

「五年後の副作用」を心配する必要がない理由

脳幹以外の悪性グリオーマに対しては、六〇Gy（グレイ）という放射線量が脳の耐えられる量と言われており、そのギリギリまでかけるのが一般的ですが、東大医学部附属病院脳神経外科では、ずいぶん昔から、三割増しの八〇Gyぐらいの量を当てていました。

私たちが過去のデータを解析してみたところ、結果は、三割増しにする方が患者さんは長く生きていたのです。

もともと、脳が耐えられる放射線の量というのは、五年後に副作用がどれぐらい出るかを基準に決められています。しかし、悪性グリオーマでは、腫瘍が見つかったあと五年間生きる人というのは多くありません。

つまり、悪性グリオーマの場合に限っていえば、五年後の副作用のことを考えながら放射線の照射量を決めるのはほとんど意味がない、ということになります。東大医学部附属病院では、そのような発想で、五年後生きていたら副作用が出るかもしれない量を照射していたのです。

こういうことができるのは、皮肉にも、「患者さんは五年以内に亡くなる」ということが前提の治療だからです。実際に、多めの放射線をかけると、あと一年しか生きられないと思われていた患者さんが、二年生きることも多いのです。同じような理由で、抗がん剤を使う場合も、普通は使わないような強い薬を使うことがあります。

今後、G47Δががんの治療薬として普及すれば、当然、こうした発想は変わります。悪性グリオーマでも治る可能性が出てきますから、五年後も生きていることを前提に放射線や抗がん剤を使う方向にシフトしていくことになります。

身体機能を保ちながら余命を延ばす難しさ

統計的にいうと、悪性脳腫瘍と診断された時点の年齢が若い人のほうが、お年寄りよりも長く生きられますが、これはあくまでも統計上の話で、余命には個人差があります。患者さんの余命を長く保つために、医者ができる最大のことは腫瘍の摘出手術です。

といっても、先に説明したように、現在の医学では浸潤性の腫瘍細胞を完全に取り除くことはできません。つまり、病気そのものは治らないという前提はあるのですが、腫瘍をできるだけたくさん摘出する方が、患者さんはより長く生きられます。
「できるだけ」というのは、「患者さんの身体機能を著しく悪化させることなく、日常生活に大きな支障を与えない範囲で」という意味です。

悪性脳腫瘍は脳組織の中に浸み込みながら大きくなるため、おできを取るように腫瘍だけを摘出することはできません。もちろん、目的は腫瘍を取ることなのですが、現実には脳の一部もいっしょに取ることになります。

腫瘍を多く取ろうとすると、周囲の正常な脳もたくさん取らざるをえないので、その部分と関連する機能が失われてしまいます。機能を残そうとして正常な脳の摘出を最小限にとどめれば、腫瘍がたくさん残ってしまいます。このジレンマが、悪性脳腫瘍の手術には常につきまとうのです。

今のところ最良の方法は、機能を失っても生活にそれほど大きな支障がない場合は、正常な脳細胞も腫瘍といっしょにできるだけたくさん取るというやり方です。支障が大きい場合は、機能を残すために摘出しません。

たとえば、脳の左側にできた悪性脳腫瘍は、右側にできたものに比べて、取りにくいことが多いのです。なぜなら、左右両側の大脳半球のうち言語機能をつかさどっているのは、一般には左側だからです。

喋ることにかかわる運動中枢は、左側の前頭葉の「下前頭回《かぜんとうかい》」という場所にあり、言葉を理解することにかかわる感覚言語中枢は、左側の側頭葉の「上側頭回《じょうそくとうかい》」という場所にあります。この部分を取ってしまうと、言葉が喋れなくなったり、理解できなくなったりして、日常生活に非常に大きな支障をきたすことになるので、原則として、言語機能にかかわる左側の前頭葉や側頭葉は残すことになります。

一方、右側の前頭葉や頭頂葉は、比較的大きく取れる場所だと考えられています。

右の前頭葉の一部を取った患者さんに聞くと、「以前に比べて集中力が落ちた」「同じ作業を長く続けられなくなった」と言う人もいます。しかし、基本的に左の前頭葉が残っていれば、日常生活ができなくなることはありませんし、多くの場合は仕事も普通に続けられます。

大脳半球は前頭葉、側頭葉、頭頂葉、後頭葉の四つに分けられ、それぞれに、私たちが生活するうえで大事な機能をつかさどっている部分があります。その大事な部分を避けられる場合には、腫瘍といっしょにできるだけたくさん脳の組織を摘出するのが基本です。

こうして腫瘍を含む脳組織をたくさん摘出した場合と、そうでない場合とでは、いったい余命はどれくらい違うのかといいますと、最も悪性の膠芽腫の場合、たくさん取れば余命は十三ヵ月、そうでなければ八ヵ月くらいです。

わずか五ヵ月の違いでも、患者さんや家族にとっては、かけがえのない時間。その五ヵ月を得るために、難しい手術をあえて行なうのです。

目に見えない腫瘍との厳しい闘い

悪性グリオーマの手術は、最短で四時間、長い場合だと休憩なしで十二時間かかることがあります。十二時間というのは、外科手術のなかでもかなり長い時間です。

手術のやり方は、腫瘍の位置や進行度によって、さまざまに異なります。

実際に手術はどのようにして行なわれるのか、三つの例を挙げて説明しましょう。

〈ケース①〉最新技術で脳の状態を探りながら腫瘍を取る

患者さんは十九歳の女性（以下、Aさん）。グレードⅡのグリオーマと診断されました。腫瘍が頭のてっぺん（頭頂葉）にできていたので、座位（いすに座った姿勢）で全身麻酔をして手術を行ないました。

ところで、脳の手術というと、女性でも丸坊主にされてしまうイメージがあるようです。確かに昔は、髪の毛にはバイ菌がたくさんついていて不衛生ということと、手術後にバンソウコウが貼りやすいといった理由から、丸坊主にしていました。手術のあと、患部にバイ菌が入って髄膜炎になる人がけっこういたのです。

しかし、今は良い抗生物質があるので髄膜炎になることは少ないですし、患者さんの気持ちも考慮して、丸坊主にすることは少なくなってきました。

ただ、髪の毛をどこまで剃るかは、手術を行なう医師の考え方にもよります。私自身は、衛生面が気になるので比較的大きく剃ります。

ですからＡさんも、この手術をするときには、頭頂部の髪の毛を剃りました。女性として、つらいことだったと思いますが、文句ひとつ言わずに了解してくれました。

手術前のＭＲＩ検査などによって、Ａさんの腫瘍の前の方に、手足を動かす神経線維が走っていることがわかりました。その部分を腫瘍ごと取れば、Ａさんは半身不随になってしまうので、神経線維は残して腫瘍だけを取り除きます。

しかし、浸潤性の悪性脳腫瘍は正常な脳との境界があいまいなので、どこからどこまで脳組織を切り取ればいいのか、目で見るだけでは、かいもく見当がつきません。

こういう場合には、「脳のマッピング」を行ないながら手術をします。

手術中にＭＲＩ撮影をしたり（術中ＭＲＩ）、超音波を使って腫瘍の位置を確かめたり、腫瘍の位置を三次元的に画面に映し出すナビゲーションシステムを使ったり、脳の中に電極を入れて運動野を探したりして、脳のさまざまな部分がどのような状態になっているかを客観的に確認しながら、腫瘍を取っていくのです。これらのシステムは、グリオーマの手術を専門にしている一部の医療施設に導入されています。

まず、頭頂部の皮膚を切開すると、頭蓋骨が見えます。

次に、頭蓋骨にごく小さな孔をいくつもあけていき、それらをミシン目のようにつなげてから、蓋を外すようにして頭蓋骨の一部を外します。

すると、脳の表面をおおっている硬膜が現れます。

中の脳は灰白色をしています。腫瘍が混じった脳なのですが、腫瘍は目視できないので、見た目は正常な脳と同じです。

あとは脳のマッピングによって、今どこを切っているのかを確認しながら手術を進めます。Ａさんの場合、腫瘍の前のほうには手足の運動にかかわる神経線維が走っているのでそこは避け、安全な後ろのほうから腫瘍と周囲の組織を取っていきました。頭頂葉は、この運動線維さえ傷つけなければ、生活に支障が出ることはほとんどありません。

　こうして腫瘍の一部を取ったら、そこに電極を当てて、どこに運動線維が走っているか、筋電図の画面を見ながら調べます。運動線維に電気が当たると筋肉が収縮します。その部分は取ってはいけないところなので、その手前のぎりぎりまでを摘出するようにします。

　また、動脈はもちろんのこと、静脈も切らないように細心の注意を払います。

　この手術には七時間ほどを要しました。ナビゲーションシステムを使ったり、筋電図を用意したりと準備に時間がかかるので、どうしても長い手術になります。

　しかし、こうした最新技術のおかげで大事な神経を傷つける心配がなくなり、後遺症が残るケースはかなり減りました。

　Aさんは手術から十七年ほど経過しましたが、今のところ再発は見られず、保育士の仕事をされています。


〈ケース②〉「覚醒下手術」で言語中枢を守る

　患者さんは十六歳の女性（以下、Bさん）。てんかん発作をしばしば起こすようになって来院し、グレードⅣの悪性脳腫瘍と診断されました。グリオーマとは別種の脳腫瘍ですが、膠芽腫と同じくらい予後の悪い腫瘍が、左の前頭葉にできていました。

先に述べたように、左の脳は取るのが大変な方です。しかもBさんの場合は、喋ることにかかわる運動中枢がある下前頭回に腫瘍ができていました。

このような場合には、「覚醒下手術」を行ないます。

覚醒下手術とは、手術の途中で一時的に麻酔から覚ました状態で行なう手術のことです。もちろん、頭に局所麻酔はします。なぜ、このような方法をとるのかというと、大事な言語中枢を守るためです。

手足の運動にかかわる神経線維ならば、ケース①のように、全身麻酔をしていても筋電図でありかを知ることができますが、言語中枢は患者さんに実際に喋ってもらわないと、どこにあるか確認できません。

そこで、手術中に「今日は天気です」と患者さんに言ってもらったり、絵を見せて何の絵か答えてもらったりします。それで様子を確認しながら手術を進めるのです。

頭を開かれたまま手術中に喋るというのは、にわかには信じられないことかもしれませんが、覚醒下手術にともなう痛みはほとんどありません。また、脳の中には痛覚がないので、メスを入れても痛みを感じることはないのです。

全身麻酔では一般に、「気管内挿管」といって、人工呼吸のための管を気管の中まで入れますが、これだと患者さんは喋れなくなってしまうので、Bさんの場合は気管の中に挿管しない特殊な方法で全身麻酔をかけました。

覚醒下手術で気をつけることは、手術によって脳に刺激が加わると、途中でてんかん発作を起こす危険性もあるということです。そのため、脳波をとりながら手術を行ないます。また、てんかん発作は脳を冷やすとおさまるので、脳波を見て発作を起こしそうになったときには、脳に冷たい生理食塩水をかけます。

手術は成功し、言語中枢を残して腫瘍と周囲の脳組織をきれいに取ることができました。しかし、一年半後に再発してしまい、ガンマナイフやインターフェロンなど、いろいろな方法で治療を行ないました。

ガンマナイフというのは、脳腫瘍の治療によく使われる放射線治療装置です。脳の深い部分や、重要な機能を担う部分に病気がある場合、大切な機能にはダメージを与えずに、病巣部だけにピンポイントで放射線を当てて治療することができます。

局所麻酔をした患者さんの頭に、金属のフレームを正確に固定し、そこにヘルメットをとりつけて、二百一本の細いγ《ガンマ》線を、あらかじめ決めておいた病巣部の一点に集中して照射します。

集中性が非常に高いため、一回に通常の十倍以上の放射線をかけることができ、ナイフのような切れ味で病巣部だけを取り除くことができる治療ということで、「ガンマナイフ」と呼ばれるようになりました。

インターフェロンというのは、体内にある腫瘍細胞の増殖を抑えるはたらきをするタンパク質からつくられた、抗がん剤の一種です。

しかし、これらの治療のかいもなく、ついに右前頭葉にまで腫瘍ができてしまいました。結果的に、覚醒下手術から三年後にＢさんは亡くなりました。平均余命一年のところが三年に延びたことは、教科書的にいえば、グレードⅣの悪性脳腫瘍としては長生きしたことになります。

しかし、Ｂさんは、楽しいはずの思春期を闘病に明け暮れ、成人式も迎えられずに世を去ったのです。もっと友達と遊びたかったでしょうし、恋もしたかったでしょう。スポーツも勉強も、もっともっとやりたかったに違いありません。

〈ケース③〉中性子を使った特殊な放射線治療

患者さんは五十九歳の男性（以下、Cさん）。典型的な膠芽腫が左の前頭葉に見られたため、ケース②のBさんと同様、覚醒下手術を行ないました。

手術から一ヵ月すぎた時点では、腫瘍はほとんどなくなっており、放射線治療と化学療法を続けました。ところが、術後四ヵ月半で、前にもまして大きな腫瘍が左前頭葉にできてしまいました。その勢いは、放射線をかけても、抗がん剤を投与しても、抑えることができません。

その後、Cさんは、硼素《ほうそ》中性子捕捉療法《ちゅうせいしほそくりょうほう》という非常に特殊な放射線治療を受けました。

これは、硼素化合物を点滴によって腫瘍に取り込ませ、そこに中性子を照射するという治療法です。

腫瘍細胞のまわりには神経細胞がたくさんありますが、硼素化合物は、腫瘍細胞にたくさん集まる性質を持っています。そこに中性子を当てると、硼素化合物が集まった腫瘍細胞だけが放射線で破壊されて、まわりの神経細胞はもとのまま残るという原理です。

普通の放射線治療で使われるX線やγ線は、比較的小さな装置で照射できますが、中性子はそんなに簡単に照射できるものではなく、かつては原子炉でしか使えませんでした。

そのうえ、医療用の原子炉は、茨城県の東海村と関西空港からほど近い京都大学原子炉実験所（現・複合原子科学研究所）の二つだけでした。

この治療には、医師や放射線技師など多くの医療スタッフが集まります。原子炉の分厚い扉を押し開けて中に入ると、巨大な窓が開けてあります。そこに患者さんの頭がくるようにセッティングし、「動かないでくださいねー！」と叫んで扉を閉め、中性子を照射します。

この治療によって、Ｃさんの腫瘍はたった二日でかなり小さくなり、脳の腫れも引きました。

その意味では画期的な治療法なのですが、効果はしばしば一時的なものとなり、ときには腫瘍がもとの大きさに戻ってしまうこともあります。

硼素中性子捕捉療法と化学療法の併用によって、劇的に小さくなったＣさんの腫瘍も、時間がたつにつれてもとの大きさに戻ってしまいました。

これ以上、放射線を当てることはできないので、その後は抗がん剤のみの治療となりましたが、腫瘍はどんどん大きくなっていき、覚醒下手術から十三ヵ月後にＣさんは亡くなりました。

まだまだ働き盛りの六十歳でしたが、それでも、この年齢の膠芽腫患者の平均余命よりは数ヵ月長かったのです。いかにこの病気が恐ろしいものか、想像がつくと思います。

硼素中性子捕捉療法は、悪性脳腫瘍だけでなく、すべてのがんに対して、ある程度の効果があります。そのため、昔からいろいろながんの治療に使われてきましたが、中性子は患部の奥深くまでは届きにくいため、以前は、原子炉の中で患者さんの頭を切り開いて中性子を当てるという手法がとられていました。

「そんなところで開頭手術をしたら不衛生ではないか」と思うかもしれませんが、中性子をあてると細菌は死滅してしまうのか、不思議と感染などは少なかったようです。

現在の硼素中性子捕捉療法では、患部のより深くまで達する熱外中性子というものが使われるようになっているので、腫瘍の摘出手術をしたあと、原子炉の中でふたたび頭を開ける必要はなくなりました。それだけでも相当な進歩といえます。

ただ、硼素中性子捕捉療法の難点は汎用性がほとんどなく、それはもう大掛かりな治療なので、限られた一部の患者さんしか対象にならないのが現実でした。

現在では、原子炉でなくても中性子がつくれるような装置が開発されてきています。それでも、普通の放射線治療に比べたら、かなり大きな装置になります。

この装置を使えば、原子炉で行なわれる硼素中性子捕捉療法と同じような効果が期待できます。ただし、Cさんの例でもわかるように、患者さんの生存期間を長くするところまではまだいっていないようで、今後の改良が期待されています。

G47Δの実用化で、難治がんが完治する可能性は飛躍的に広がる

近年の脳腫瘍の治療法は、麻酔技術も含めた手術、化学療法、放射線治療のいずれも、新しい技術や薬がどんどん開発されて、大きく進歩しています。

先に紹介した、ナビゲーションシステムによる脳のマッピングや、特殊な局所麻酔による覚醒下手術、熱外中性子による硼素中性子捕捉療法などは、その一例です。

治療技術の進歩によって、脳腫瘍全体の五年生存率は七五％を超えるようになりました。良性脳腫瘍の五年生存率に関していえば、髄膜腫（グレードⅠ）九七％、神経鞘腫《しんけいしょうしゅ》九八％、下垂体腺腫九八〜九九％です（国立がん研究センターがん対策情報センターによる）。

しかし、その一方で、悪性グリオーマ患者の余命は、この五十年間ほとんど変わっていません。

悪性脳腫瘍のなかでも、抗がん剤や放射線が効くタイプの胚腫（ジャーミノーマ）などは治るようになってきましたが、膠芽腫に関しては、五年生存率など値が低すぎて正しい

統計さえ出しにくいような状態が続いています。

膠芽腫という病気の研究は進み、どういう遺伝子異常があるかなどについては、だいぶわかってきているのですが、それがなかなか治療につながっていないのが実情です。

膠芽腫の患者さんが次々と亡くなっていき、これまでの脳腫瘍治療とはまったく異なる発想に基づく治療法の登場が待ち望まれている状況のなかで、福音となるのがウイルス療法でしょう。そして、その頂点にあるのがＧ47Δです。

がんのなかで最も治癒が難しい膠芽腫を、Ｇ47Δで治すことができれば、他の難治がんもすべて治せるはずです。

脳の中に入れても安全なウイルス療法薬

脳腫瘍に対するウイルス療法の臨床研究は、この五年ほどの間に、『The New England Journal of Medicine』（略称ＮＥＪＭ）というアメリカの医学雑誌に二本しか掲載されていません。

一つは、ポリオウイルスを使った脳腫瘍の第Ｉ相（フェーズ）臨床試験の結果です。もう一つは、「Ｇ２０７」という第二世代のがん治療用単純ヘルペスウイルスＩ型を小児の脳腫瘍に使った研究で、やはり最も初期段階の第Ⅰ相臨床試験の結果です。

ＮＥＪＭは、現在刊行されている医学雑誌のなかで最も長い歴史を持ち、世界中で最も広く読まれ、最も影響力があるトップジャーナルです。そのＮＥＪＭでさえ、これまでに掲載された脳腫瘍に対するウイルス療法の臨床研究は、せいぜい第Ⅰ相試験ということ。これは、脳腫瘍を対象とするウイルス療法の開発が非常に難しいことを示しています。

なぜなら、そもそも脳内にウイルスを投与することが難しいからです。ウイルスは、脳に入ると脳炎を起こす可能性があります。脳炎になると、最悪の場合、人は死に至ります。

第一章でも触れたとおり、単純ヘルペスウイルスⅠ型も、稀に脳炎の原因となることが知られているウイルスの一つです。そのため、以前は「脳炎を起こすことで有名なウイルスを脳の中に入れるなど、とんでもないことだ」と思われていました。

一方で、悪性脳腫瘍は標準治療では治せず、新しい治療法が待ち望まれている疾患でした。また、脳腫瘍は転移することが極めて稀ながんのため、脳腫瘍を治すことができれば、転移を心配する必要はありません。そうしたことから、脳腫瘍は、ウイルス療法がまず取り組むべき対象疾患であると考えられています。

こうした状況のなか、脳腫瘍を対象としたウイルス療法が、世界で初めて我が国で承認されたことは、非常に大きな意味があるのです。

私たちにとって最も身近な病原体の一つである単純ヘルペスウイルスI型を使ったG47Δによって、この世から難治がんが消える――。そういう時代がやってくるのは、決して夢ではなく、それほど遠い未来のことでもないでしょう。

次章では、単純ヘルペスウイルスI型ががんを殺すメカニズムについて説明します。

第三章

がんを殺すメカニズム

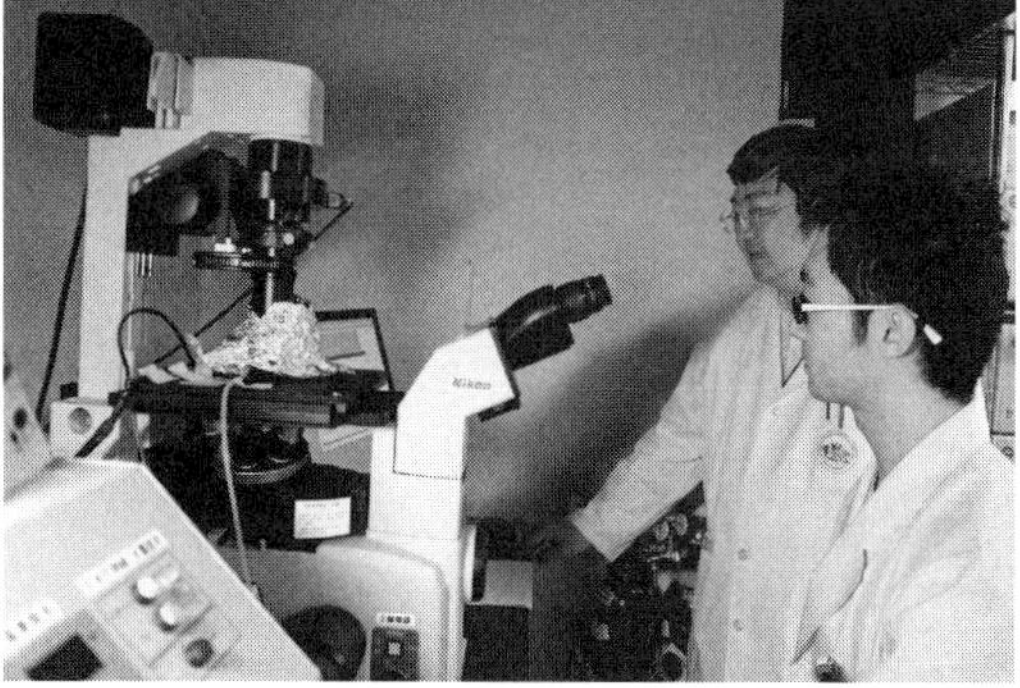

G47Δを感染させたがん細胞を観察する

さて、いよいよこの章では、G47Δとはいったい何なのか、そして、単純ヘルペスウイルスI型ががんを殺すメカニズムはどういうものなのかについて、お話ししたいと思います。

がんはどうしてできるのか

まず、がんとはどういう病気なのかについて簡単に説明しておきましょう。

がんは、遺伝子の変異によって起こる病気です。このことがはっきりわかったのは、遺伝子のさまざまなしくみが解明されるようになった一九八〇年代のことでした。それまで長い間、がんの正体はわからなかったのです。

私たちの体を構成している約六十兆個の細胞は、分裂・増殖・死滅をたえず繰り返しながら、古い細胞が新しい細胞に置き換わっています。

細胞が分裂するときには、細胞の核の中にある染色体がコピーを二つつくってから分裂するのですが、たまにエラーが生じることがあります。

こうしてできた細胞は、ほとんどの場合は自然に死んでしまいます。体内にあるいくつかの特定の遺伝子が、コピーのエラーを発見し、修正してくれるからです。

ところが、何らかの要因によってこの遺伝子に異常が起こると、エラーの修正がうまくできなくなり、たちの悪いコピーミスの細胞ができてしまいます。

この細胞は、体が必要としていないのに勝手に分裂を繰り返し、どんどん増えていき、やがて大きなかたまりになります。

このかたまりが、私たちが「がん」と呼んでいるものです。がんをかたちづくっている一つひとつの細胞のことを「がん細胞」といいます。

がん細胞は、周囲の正常な細胞から栄養やエネルギーを奪い取りながら、とめどなく分裂・増殖を繰り返します。がんになると体重が激減することが多いのは、このためです。

また、がん細胞は、正常な細胞を壊死させる特殊な毒性物質をつくります。そのため多くの場合、患者さんは全身が衰弱していきます。

細胞のコピーミスを発見・修正して、がんの発生を止めるブレーキ役を果たす遺伝子のことを、「がん抑制遺伝子」といいます。ほとんどのがんは、がん抑制遺伝子の変異によって起こります。変異の原因はさまざまですが、昔から知られているのは次の三つです。

①放射線

放射線は、私たちをとりまく空間や物質の中にあり、エネルギーを伝えるものの総称です。目に見えず、体にも感じません。

私たちは毎日、宇宙や大地からの放射線を浴び、大気中の放射線を呼吸によって体内に入れ、食物に含まれる放射線を摂取しています。ですから、必要以上に恐れる必要はないのですが、大量の放射線に被曝すると、後遺症としてがんができやすくなります。

②化学物質

たばこの煙には、数千種類以上の化学物質が含まれているといわれています。そのなかの、タール、ベンゼン、ヒ素、ホルムアルデヒド、クロム、ニッケルなどは、ＷＨＯ（世界保健機関）の国際がん研究機関によって、発がん物質としてリストアップされています。喫煙や受動喫煙によって、肺がん、口腔がん、喉頭がん、咽頭がん、食道がん、口唇がん、腎臓がん、膵臓がんなど、多くのがんが発症する可能性があります。

ほかに化学物質によるがんには、近年問題になっている、アスベストによる悪性中皮腫などがあります。

③ウイルス

輸血などによって感染するといわれるＢ型肝炎ウイルスとＣ型肝炎ウイルスは、肝臓がんを引き起こすことがあります。

性交渉で感染するヒトパピローマウイルスは、子宮頸部に入り込むと、がん抑制遺伝子のはたらきをさまたげ、子宮頸がんを引き起こすと考えられており、ワクチンが開発されています。

38ページで紹介したバーキットリンパ腫や、鼻咽頭がんは、ＥＢウイルスというものによって引き起こされます。

また、ウイルスが原因で発症する血液のがんに、成人Ｔ細胞白血病があります。

第一章で述べたように、右の①から③のうち放射線と化学物質は、すでにがん治療に応用されています。放射線の場合は線源や装置の研究開発によって、化学物質の場合は分子構造を人為的に決定することによって、それぞれの作用をコントロールすることが可能になりました。

そして③のウイルスの場合は、ウイルス遺伝子の解明と遺伝子組換え技術など、遺伝子工学の発達によって、その作用を人間が制御できるようになりました。その結果、ウイルスによってがんを治すことが可能になったのです。

ウイルス療法の基本的な考え方

ウイルス療法とは、増殖するウイルスを使ってがんを治す画期的な治療法です。

通常のウイルスは、がん細胞だけでなく正常な細胞も攻撃してしまうのですが、ウイルス療法で用いるウイルスは、がん細胞だけを殺して、正常な組織は傷つけないように改変されているのです。

「遺伝子組換えによってウイルスの作用をコントロールし、がん細胞だけを殺して正常な組織を傷つけない」――これがウイルス療法の根本的な考え方です。つまり、がん細胞だけをやっつけるウイルスを、人工的につくるわけです。

今や、ウイルスは人為的につくれる時代になったのです。

その概念を示したのが**図7**です。

特定の遺伝子を操作した単純ヘルペスウイルスI型を、がん細胞に感染させると、がん細胞の中でウイルスが増殖していき、その過程で感染したがん細胞を破壊し、死滅させます。

そして、周囲に拡散し、別のがん細胞に次々と感染し、破壊します。その後も、「ウイルスの増殖→がん細胞の死→新たながん細胞への感染」を繰り返していきます。

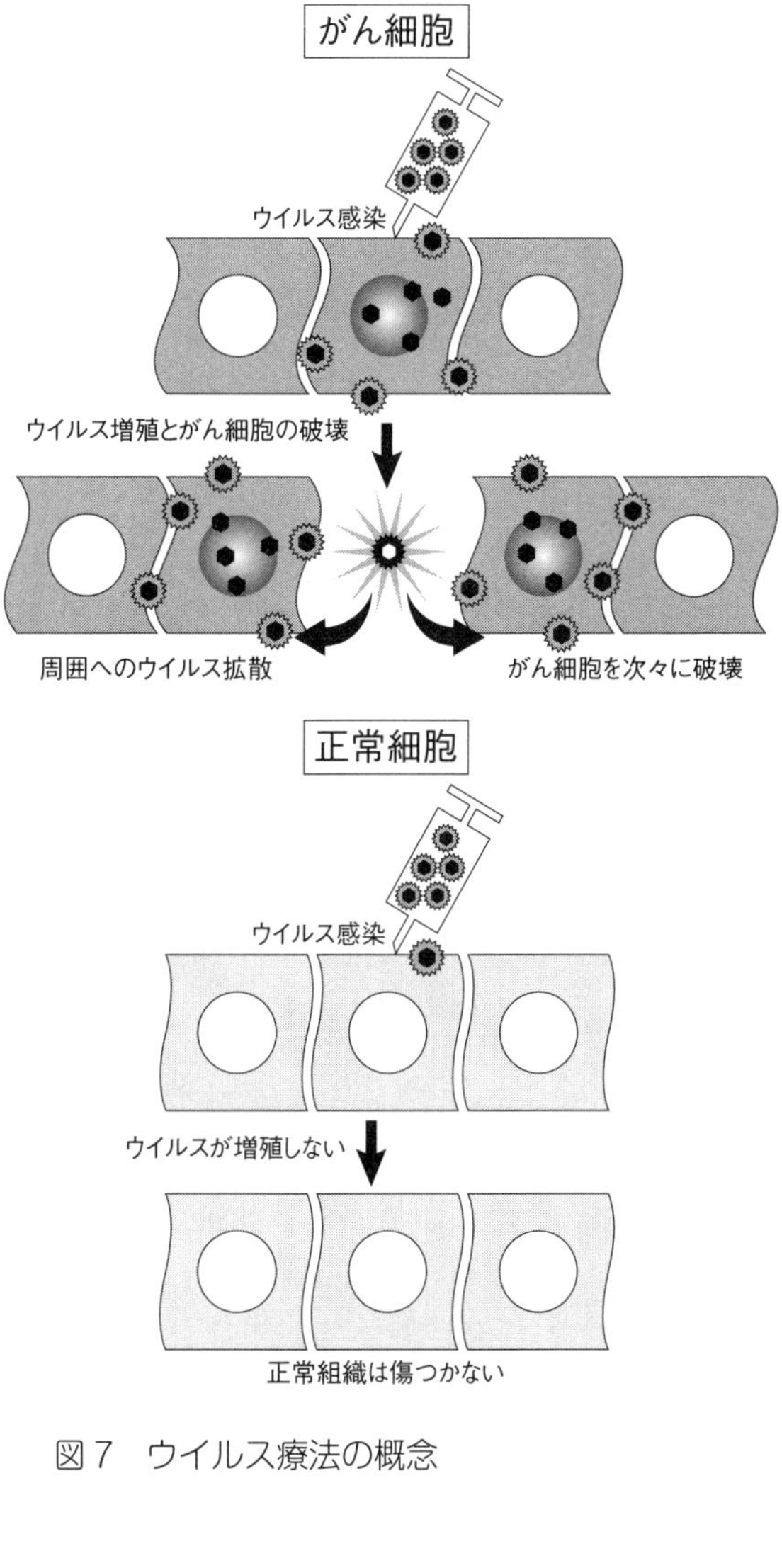

図７　ウイルス療法の概念

一方、正常細胞ではウイルスが感染しても増殖せず、正常組織を傷つけることもありません。

この概念に基づいて開発されたのが、単純ヘルペスウイルスＩ型を使ったＧ47Δです。

人間の体には、一度ウイルスに感染すると免疫ができるので、通常はウイルスが体内で何度も増殖することはないのですが、単純ヘルペスウイルスＩ型は、病気が治ったあとも体内にじっと潜み、何度も何度も増殖することができます。

単純ヘルペスウイルスＩ型が持っている遺伝子のなかには、免疫から逃れるはたらきをするものや、人の細胞がウイルスを排除しようとする機能をストップさせるものがあり、それらの遺伝子を巧みにはたらかせているからです。

人間にとってはじつに迷惑な話ですが、これが単純ヘルペスウイルスＩ型の持つ特殊性であり、ウイルス療法に非常に都合のよい性質なのです。

なぜなら、これらの遺伝子のはたらきを人工的に一部だけ止めてしまえば、単純ヘルペスウイルスＩ型の作用をコントロールでき、正常細胞では増えずに、がん細胞だけで増殖させることが可能になるからです。

このようながん治療用ウイルスをつくるうえで注意しなければいけないのは次の二点で

す。

①正常細胞では増えないようにする

元来、がん細胞は、正常細胞に比べてウイルス感染に弱いという性質を持っています。種類や毒性の強さに関係なく、どんなウイルスでも、がん細胞に感染させるとよく増えるのです。

ですから、がん治療用ウイルスをつくるうえで大事なことは、がん細胞で増えるようにすることよりも、正常細胞で増殖しないようにすることです。

②野生型ウイルスに戻るのを防ぐ

野生型ウイルスとは、遺伝子組換えや変異が加わっていない自然のままのウイルスのことです。単純ヘルペスウイルスI型に変異が加わると、必ずウイルスの毒性は弱くなります。ですから、遺伝子組換えを行なうことによって、未知の恐ろしいウイルスができてしまう心配はまったくありません。

それよりもむしろ、野生型ウイルスに戻ることを心配すべきだといえます。なぜなら、野生型というのは、そのウイルスがなり得る最も強い型だからです。

私たち人間に、アングロ・サクソン系とかモンゴル系といったさまざまな系統があるのと同じように、ヘルペスウイルスにも系があります。同じヘルペスウイルスでも、遺伝情報（ゲノム）を比べてみると、それぞれ少しずつ違う特徴を持っているのです。

がん治療用ウイルスの研究開発は世界各国で行なわれており、それぞれの研究グループで使っているウイルスの系も異なります。

われわれの研究グループが使っているのは、野生型のヘルペスウイルスのなかでも毒性の低い、「ラボラトリィ・ストレイン（laboratory strain 研究室株）」というものです。

これは、野生型といっても研究室の中で人間が管理しているいわば家畜のようなウイルスで、ゲノムの構造が解明されています。

一方、欧米のあるグループは、同じ野生型でもかなり強力な「クリニカル・アイソレート（clinical isolate）」を使っています。

これは、実際にヘルペスウイルスによる病気を起こしている患者さんからとってきた系です。これをもとにしてがん治療ウイルスをつくると、がんを殺す力は非常に強くなりますが、それだけ毒性も高くなります。

欧米で用いられている「クリニカル・アイソレート」を野犬にたとえるとすると、われわれがＧ47Δに使っている「ラボラトリィ・ストレイン」は血統書つきのシェパードのようなものです。

用いるウイルスの毒性に違いはあるにしろ、どちらも、元の野生型ウイルスに戻ってしまうのを防ぐことが最も重要です。

ただし、仮に野生型に戻ったとしても、モンスターのように恐ろしいウイルスになることはありません。先に述べたように、野生型はそのウイルスがなり得る最も強い型なので、それ以上は強くなりようがないのです。

ウイルスの遺伝子を操作したら、猛毒の〝殺人ウイルス〟ができてしまうのではないかと心配する人もいるかもしれませんが、その可能性はありませんので安心してください。

三つの遺伝子を操作する

こうしたことに留意して新しいウイルスをつくるわけですが、単純ヘルペスウイルスＩ型が持っている遺伝子は八十以上あります。それらのうち、どの遺伝子のはたらきを止め、どのように組換えて操作するか、つまり新しいウイルスをどうデザインし、設計するか、これが最も重要なポイントになります。

単純ヘルペスウイルスＩ型の基本的なつくりは、おおむね以下のようになっています。

動物の遺伝情報（ゲノム）を担っているのは二重鎖のＤＮＡ（デオキシリボ核酸）ですが、ウイルスの場合には、二重鎖のＤＮＡだったり、一本鎖のＤＮＡだったり、一本鎖のＲＮＡ（リボ核酸）だったりします。

単純ヘルペスウイルスＩ型は、一五二kb（キロベース）という大きさの二本鎖ＤＮＡを持っています。

その構造は、糖（デオキシリボース）とリン酸が交互に長くつながった二本の鎖が、それぞれ逆方向を向いて右巻きのらせん状により合わさっていて、その鎖の間に二種類の塩基が結合した階段が一定間隔で並んでいます。これは、人のＤＮＡと同じような構造です。

ウイルスのＤＮＡやＲＮＡは、「カプシド」と呼ばれるタンパク質の殻に包まれていると第一章で説明しましたが、単純ヘルペスウイルスＩ型の場合は、さらにカプシドの外側に「エンベロープ（外套）」と呼ばれる膜をかぶっています。

皮膚や粘膜を介して人の細胞内に侵入した単純ヘルペスウイルスＩ型は、細胞の核の中で大量に増殖し、やがてその細胞を破壊して外へ出ていきます。そして隣の細胞に感染し、そこでまた同じように増殖を繰り返していきます。

Ｇ47Δは、単純ヘルペスウイルスＩ型の八十以上ある遺伝子のうち、次の三つの遺伝子を操作したものです。

一つめは、γ《ガンマ》34・5という遺伝子。

二つめは、ＩＣＰ６という遺伝子。

三つめは、α《アルファ》47という遺伝子。

この三つの遺伝子のはたらきを止めることにより、がん細胞だけで増え続け、正常細胞では増えない画期的なウイルスが誕生しました。

なかでも、キーとなるのは、三つめのα47という遺伝子です。

長年ウイルス療法を研究していた私は、この遺伝子に着目しました。そして、このα47を操作することにより、がん治療用ヘルペスウイルスの実用性が飛躍的に向上し、四十年もの間まったく治療成績の上がらなかった悪性脳腫瘍の治療に光明をもたらすG47Δが誕生したのです。

あとで改めて説明しますが、G47Δという名前は、この三つめの遺伝子、α47に由来しています。

がん細胞だけで増えるウイルスに変身！

さて、前項で述べた三つの遺伝子のはたらきを止めると、どうなるでしょうか。順を追ってお話ししていきましょう。

まず一つめの、γ34・5遺伝子は、単純ヘルペスウイルスI型が病気を起こすために必要な遺伝子です。つまり、この遺伝子のはたらきを止めると、病気を起こさなくなります。

また、γ34・5遺伝子は、ウイルスに感染した細胞が自滅するのを防ぐはたらきも持っています。

正常な細胞は、ウイルスに感染すると細胞内でのタンパク合成を停止して、ウイルスとともに自滅し、感染の拡大を防ぐというシステムを持っています。いわば、〝己〟を犠牲にして〝全体〟を守ろうとするわけです。

しかし、ウイルスの方は細胞に自滅されては困ります。自分も道連れにされて死んでしまい、それ以上、体内で増殖することができなくなってしまうからです。

そこで、細胞の自滅を阻止する遺伝子をはたらかせてタンパクを合成させ、増殖を続けようとします。ヘルペスウイルスの場合、γ34・5という遺伝子がそれです。

そこで、このγ34・5遺伝子の機能を人工的にオフにして、タンパク合成ができないようにし、正常細胞の自滅を阻止できなくしてしまいます。すると、ヘルペスウイルスに感染した正常細胞は自滅し、同時にウイルスも死んでしまいます。もちろん、増殖もできなくなります。

一方、がん細胞には、もともと自滅する機能に異常があります。がん細胞がどんどん増えるのはそのためです。

したがって、γ34・5遺伝子のはたらきをオフにした単純ヘルペスウイルスI型に感染しても、がん細胞は自滅しないので、ウイルスはがん細胞の中だけで増えることになります。

増殖したウイルスは、がん細胞を破壊して外に出ていき、まわりのがん細胞に感染を広げて増殖し、さらにその細胞を破壊して別のがん細胞に感染します。この繰り返しによって、次々とがん細胞を消滅させることができるのです。

つまり、γ34・5の機能をオフにしたヘルペスウイルスというのは、「正常細胞には自滅して身を守るシステムがあるのに、がん細胞には初めからそのシステムがない」という違いを利用して、がん細胞をやっつけるようにしたものです。

がん治療用に開発された遺伝子改変ヘルペスウイルスのうち、このように遺伝子を一つだけ操作したものを、「第一世代」と呼んでいます。

がんを餌にして増えるウイルスをつくる

ヘルペスウイルスを、正常な細胞では増えず、がん細胞のみで増え続けるようにするための三つの遺伝子のうち、二つめは、ウイルスのＤＮＡ合成に必要なＩＣＰ６という遺伝子です。

ヘルペスウイルスは、増殖するときにＤＮＡを合成します。この合成反応には、酵素といわれるタンパク質（※１）が必要です。ＩＣＰ６は、その酵素をつくる遺伝子です。

ＩＣＰ６遺伝子のはたらきを人工的に止めると、正常細胞に感染したヘルペスウイルスは増殖できなくなってしまいます。なぜなら、ウイルスのＤＮＡを合成できないからです。

人の正常細胞は、血液をつくる骨髄細胞や腸管膜（腸管の表面）の細胞などを除くと、普段はあまり分裂しないために、ＤＮＡ合成に必要な酵素がほとんどないのです。

そのうえ、ウイルス自身もＩＣＰ６遺伝子の機能をオフにされたので、自分で酵素をつくりだせなくなります。

いわば、不毛の砂漠に水も食料も持たずに入り込んだようなもので、ＤＮＡ合成に必要な〝餌〟が何もなくなるため、ウイルスは正常細胞では、もうそれ以上増えることができなくなってしまうのです。

一方、がん細胞というのは、分裂を繰り返してどんどん増えていくために、ＤＮＡ合成に必要な酵素をたくさん持っています。

ですから、ＩＣＰ６遺伝子のはたらきをオフにされて自力でＤＮＡ合成できなくなったウイルスでも、がん細胞の中でなら、まわりにある酵素を好きなだけ利用して、自分のＤＮＡ合成のために使い、増殖することができます。

そうして周囲のがん細胞に感染を広げ、増殖を続けます。つまり、正常細胞には手を出さず、がん細胞だけを次々に破壊していくわけです。

このＩＣＰ６遺伝子と、前項で述べたγ34・5遺伝子の二つを改変した「第二世代」のがん治療用ヘルペスウイルスは、アメリカで開発され、「Ｇ２０７」と名付けられています。

Ｇ２０７の臨床開発には、私も関与しました。そのいきさつについては第四章で述べます。以下に、Ｇ２０７の効果や安全性に関する膨大なデータのなかから、いくつかをご紹介しましょう。

（※１）専門的には「リボヌクレオチド還元酵素の大サブユニット」という。核酸代謝に必要な酵素のこと。

マウスで実証されたＧ２０７の威力と安全性

①がん細胞だけを破壊し、正常細胞は殺さない

子供にできる悪性腫瘍の一つに、神経芽腫があります。腎臓の上にある副腎や、脊椎の両側にある交感神経から発生するもので、小児期では脳腫瘍についで発生頻度が高いがんです。稀に大人でも発症することがあります。

マウスの神経芽腫の培養細胞にＧ２０７を投与すると、ほとんどの腫瘍細胞が丸く変形し、数日で全滅しました（図８）。

一方、同じ量のＧ２０７を正常な細胞に投与しても、正常細胞は死にません。

厳密に言えば、感染を受けたごくわずかの正常細胞はいずれ自滅してしまいますが、ウイルスもそこで消滅してしまうので、ほとんどの正常細胞は影響を受けません。

通常のヘルペスウイルス（野生型）だと、正常細胞も殺してしまうのですが、Ｇ２０７はそうならないようにデザインされているのです。

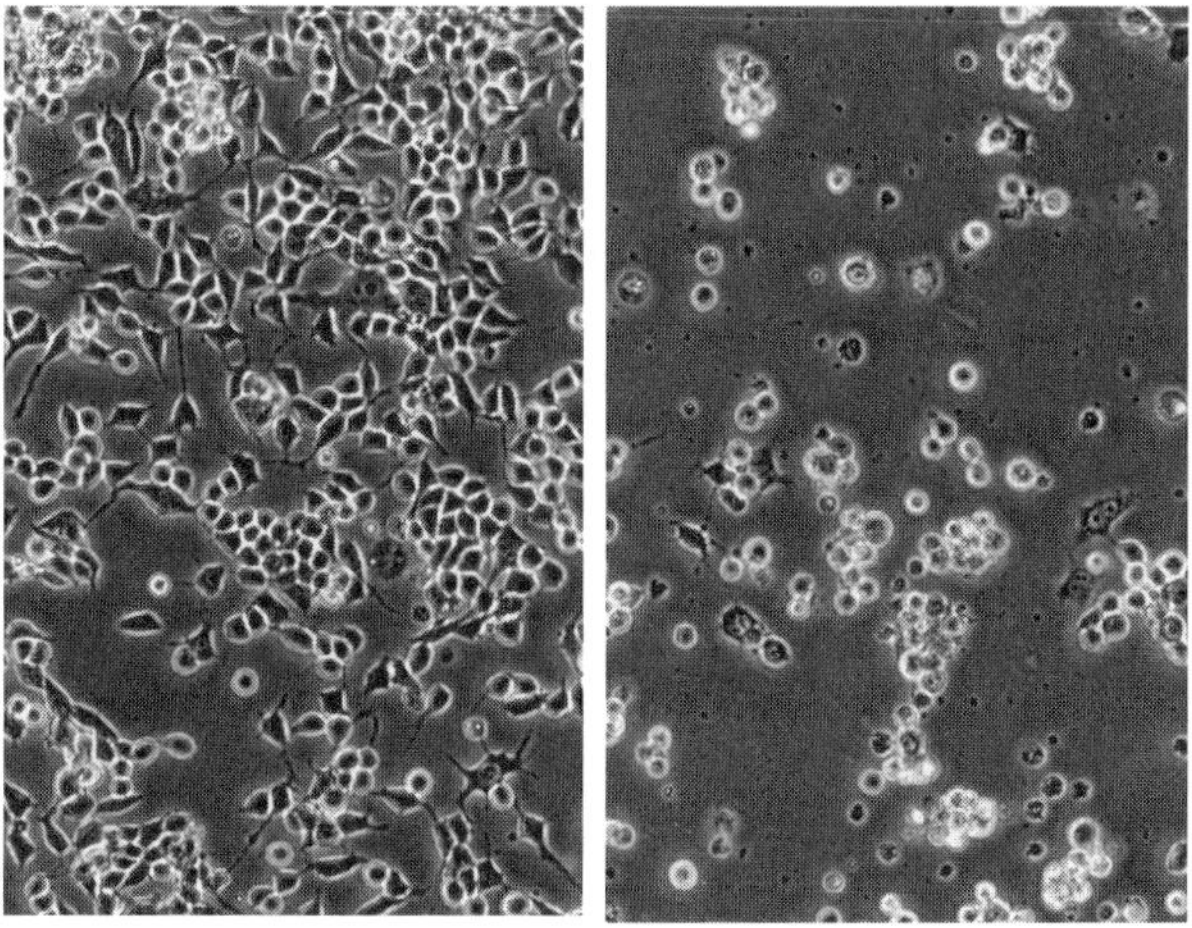

投与前　　**投与後３日**

図８　N18（マウス神経芽腫）細胞のG207投与前後の変化

この、「がん細胞は殺しても、正常細胞は殺さない」ということが重要なのです。

がん細胞に対して、いくら強力なウイルスであっても、正常細胞まで殺してしまっては、元も子もありません。われわれ研究者がウイルスをデザインするときは、この点にいちばん神経を尖らせています。

②がんの成長を四分の一に抑え、安全性も確保

ヌードマウスの皮下に移植した人の脳腫瘍（悪性グリオーマと悪性髄膜腫）にＧ２０７を投与すると、腫瘍の成長を抑えられることが確認されています。

ヌードマウスというのは、突然変異によって免疫システムがはたらかなくなったネズミで、体毛がないためこう呼ばれます。人の腫瘍を移植しても定着し、拒絶反応を起こさないため、がんの新しい治療法の実験などによく使われます。

悪性グリオーマも悪性髄膜腫も、Ｇ２０７を投与しない場合は十五日目前後から、腫瘍がぐんと大きくなりましたが、Ｇ２０７を投与した場合は腫瘍の成長が低く推移し、「ウイルスなし」の四分の一程度に抑えられました。

直接投与を一回行なうだけで、がんの成長を四分の一に抑えられるというのは、かなりの効果があったといえます。

また、マウスを用いたさまざまな実験によって、脳内、脳室内、静脈内、前立腺内、肝内のいずれにＧ２０７を投与しても、ウイルスに由来する病気は引き起こされないことがわかり、安全性が証明されました。

③がんに対する免疫を誘導

Ｇ２０７を投与すると、がんに対する免疫がはたらくようになることもわかりました。

免疫システムが正常に機能しているマウスの、左右両側の皮下に腫瘍がある場合、片方の腫瘍だけにG２０７を投与して治療すると、反対側の腫瘍にも、がんに対する免疫のはたらきが見られたのです。

④抗体の有無にかかわらず治療効果を発揮

実験に使うマウスは、それまでヘルペスウイルスに感染したことがないので、ヘルペスウイルスに対する抗体を持っていません。しかし、人の場合は多くが、すでにヘルペスウイルスに感染して抗体を持っているので、抗体の影響も調べなければなりません。

そのため、マウスをわざわざヘルペスウイルスに感染させて、抗体ができてきたことを確かめたあとに、また腫瘍をつくって、G２０７を投与するという実験も行ないました。

結果は、抗体があろうとなかろうと、同じように治療効果が現れました。

⑤体内に潜む野生型ウイルスは暴れない

ヘルペスウイルスにすでに感染しているということは、体内に野生型のヘルペスウイルスが潜んでいるということです。

そこに、遺伝子を改変したヘルペスウイルスであるG２０７が入っていったら、おとなしくしていた野生型ウイルスが暴れだすようなことはないか、ということも、マウスを使って調べました。

マウスの脳の中に野生型のウイルスを大量に投与すると、かなりの数が脳炎を起こして死んでしまいます。それくらい多くの量を投与しても生き残ったマウスの脳内には、確実に野生型ウイルスが残っていると思われます。

そういうマウスをつくったあと、脳にG207を投与して、どのようなことが起こるか観察しましたが、野生型ウイルスが再び暴れだすことはありませんでした。

ヘルペスウイルスに極度に弱いサルでも安全

G207の安全性の動物実験では、マウスのほかにヨザルも使われました。ヨザルはオマキザル科のサルで、その名の通り夜行性の動物です。同じ夜行性のフクロウやスローロリスのように、とても大きなまん丸の目を持つ、かわいいサルです。尾は体長くらい長く、体は柔らかい短毛でおおわれています。体重一キログラム前後の小さなサルなので、大人の人間なら片手でヨザルの両腕をがっしりつかまえて持つことができます。

このヨザルの毛を剃って、全身麻酔をかけたうえで脳の中に直接G207を投与し、継続的にMRIで脳の内部を撮影して安全性を調べました。

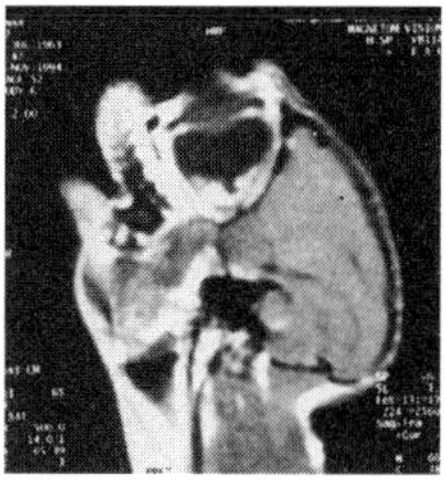

術前

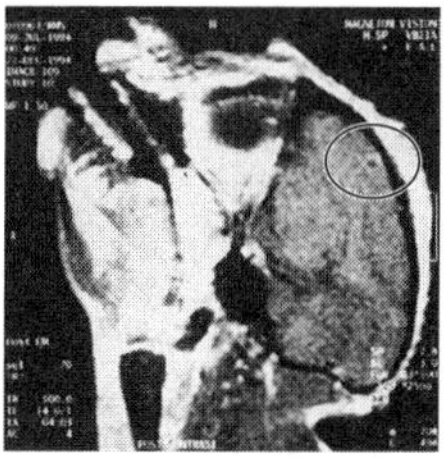

術後１ヵ月

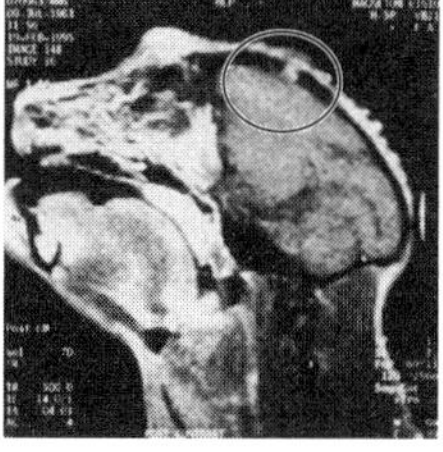

術後６ヵ月

図９　G207を脳内投与後のヨザルの脳内
(Hunter WD et al.: J Virol 73: 6319–6326, 1999)

前ページの**図9**のＭＲＩの丸囲み部分が、Ｇ２０７を投与した部分です。術後一ヵ月、術後六ヵ月ともに、その針の傷だけがかろうじてわかるだけで、脳の内部には何も異変が起きていないことが証明されました。

なぜ、この実験にヨザルを用いたのかというと、ヘルペスウイルスに対して非常に弱いサルだからです。野生型のヘルペスウイルスですと、ウイルスを千個、ヨザルの脳内に入れただけで、あっという間に死んでしまいます。

しかし、二つの遺伝子を改変したＧ２０７では、その一万倍、つまり一千万個の量でもまったく異変はなく、その量を二回投与しても何の問題も起こりません。最終的には、十億個（10^9個）の量を投与してもなんともありませんでした。

こうして、マウスとヨザルを使ってＧ２０７の安全性に関して種々のテストをした結果、次のようなことが確認されました。

・ヨザルの脳内、前立腺内のいずれにＧ２０７を投与しても、ヘルペスウイルスによる病気は起こらない。

・前もってヘルペスウイルスに感染させ、抗体を持たせた動物に対して、Ｇ２０７を一回または複数回投与しても、重度の炎症を生じない。

・ヘルペスウイルスが潜在する脳にＧ２０７を投与しても、ウイルスの活動を誘発しない。

・サルの脳内に投与したウイルスは、唾液、涙、尿、膣内分泌液から排出されない。

G207の臨床試験の結果は……

動物実験で徹底的に安全性のチェックがなされたあと、一九九八～二〇〇〇年に、アメリカ国内の二施設で、Ｇ２０７の臨床試験が行なわれました。

再発した悪性グリオーマ患者二十一例に対して、定位脳手術によって、脳腫瘍の中にＧ２０７を直接投与するという試験です。

遺伝子組換えウイルスを人の脳内に投与するのは、アメリカでは初めてのことでした。

三例ずつ段階的に投与量を増やしていった結果、最高量の３（回）×10^9個（※２）でも安全に脳腫瘍内に投与できることが確認されました。

臨床試験の被験者となった患者さんには、Ｇ２０７による副作用はほとんど見られず、Ｇ２０７を安全に脳腫瘍内に投与することが可能であることが証明されました。

さらに、二十一例中、悪性グリオーマの症状がいったん改善されたのは六例、ＭＲＩ画像で腫瘍の一時的な縮小が確認できたのは八例で、がんに対する治療効果があることも示唆されました。

また、悪性グリオーマが再発した患者さんの平均余命は、グレード（悪性度）Ⅳの場合三ヵ月〜九ヵ月なのに対して、この臨床試験では、五年以上生存が二例ありました。

（※2）ウイルス学では、ウイルスを数えるときに使う単位は「個」ではなく、「pfu（プラーク形成単位）」だが、本書ではわかりやすくするために「個」と表記している。「pfu」は、実際に細胞に感染するウイルスの量を表す単位。ヘルペスウイルスを培養細胞に投与したとき、ウイルスが増えて培養細胞が破壊されていくところを拡大鏡で見ると、細胞が死んだところは空白ができてくるような形で抜けてくる。この空白のことを「プラーク」といい、感染したウイルスの数とほぼ同じになる。

ついに三つ目の遺伝子、α47を発見！

G207は、人の脳内にも投与できるよう、安全性を特に重視して開発された、第二世代のがん治療用ウイルスです。

しかし、ウイルス療法というのは、「毒（ウイルス）を以て毒（がん）を制す」治療法です。ウイルスの安全性を高くするためには、がんに対する「毒（ウイルス）」の威力を弱くすることになりますから、安全性を高めれば高めるほど、がんをやっつける力は弱くならざるをえません。

これでは、悪性脳腫瘍を完全に叩くことはできません。

「G207の安全性を確保しつつ、もっと強力にがんを叩く新たなウイルスの開発が必要だ」と考えるようになった私は、G207に関する数多くの実験結果のなかの、ある一つの事実に注目しました。

それは、腫瘍に投与したG207が、がん細胞を破壊する過程で、がんに対する免疫（抗がん免疫）ができているということです。

ここで、がんと免疫の関係について説明しておきましょう。

がん細胞は、誰の体内でもつくられていますが、すべての人が、がんになるわけではありません。がん細胞ができると、私たちの体に生まれつき備わっている免疫がいちはやくはたらいて、大きながんのかたまりになる前に退治してくれるからです。

免疫というのは、ひとことでいえば、体内に侵入してくる病原体を「異物」と認識し、身を守るために排除する防御システムのことです。

がん細胞は、外部からの侵入者ではなく、もともと自分の細胞からできたものなので、免疫から逃れやすいのですが、がん細胞の表面には正常細胞にはない特有の「目印」がついているため、「異物」とみなされ、小さなうちなら免疫にやっつけられてしまうことも多いのです。

しかし、人間が長く生きて細胞分裂の回数を重ねていけば、それだけ細胞のコピーミスも増えていき、がん細胞ができやすくなります。

そのうえ、年齢を重ねるにつれて免疫のはたらきが低下するので、もともと「異物」として認識しにくいがん細胞を見逃しがちになり、退治するのが遅れるようになります。

野放し状態になったがん細胞は、そのすきに乗じて、大きなかたまりに育ってしまうことが多いのです。これが、加齢とともにがんの発症率が高くなる原因の一つになっています。

ほかにも、がん細胞は免疫のはたらきから逃れるために、巧妙な戦略を使っています。

たとえば、がん細胞は免疫のはたらきを弱める物質を放出します。

がん細胞の表面にある「目印」を、がん細胞みずからがおおい隠してしまうこともあります。これでは「異物」として認識できないので、免疫もはたらきません。

また、血液中の白血球には、免疫力があまりにも強くなりすぎて自分で自分を攻撃しないよう、免疫の力を抑えるはたらきをするリンパ球があります。がん細胞は、このリンパ球を自分のまわりに呼び集めてボディーガードにし、免疫から自分を守ろうとします。

このように、がん細胞というのはじつに悪賢く、あの手この手を使って免疫から逃れようとしています。それが、がんの治療をいっそう難しくしているわけです。

ところが先に述べたように、G207によってがん細胞が破壊される過程では、がんに対する免疫ができているのです。この抗がん免疫は、がん細胞がG207によって破壊されるときに、かなり強く引き起こされます。

ということは、単純ヘルペスウイルスI型の遺伝子のうち、γ34・5とICP6のほかにもう一つ、免疫にかかわる遺伝子を操作すれば、ウイルス療法の効果はもっと高まるのではないか——。

α47の操作により殺がん能力が飛躍的にアップ

私が目をつけたのは、α47という遺伝子でした。

α47遺伝子には、ヘルペスウイルスが持っている特有のタンパク質を、細胞の表面に出さないようにするはたらきがあります。そのおかげでヘルペスウイルスは、免疫の監視の目をかいくぐって人に感染することができるのです。

ヘルペスウイルスが泥棒だとしたら、α47という遺伝子は、泥棒がセキュリティシステム（免疫）にひっかかることなく家の中（体内）に侵入するための、隠れ蓑のようなものです。

がん細胞は、もともと免疫システムから逃れて増え続けています。

そこへ、α47の機能を止めたヘルペスウイルスを感染させると、どうなるでしょうか。

免疫システムから逃れる〝隠れ蓑〟をはずされたヘルペスウイルスは、感染したがん細胞の表面に、ヘルペスウイルス特有のタンパク質を現します。

このタンパク質が目印になるため、免疫細胞がすぐに駆けつけてきて、ヘルペスウイルスを見つけます。と同時に、ヘルペスウイルスに感染したがん細胞も見つけます。

たとえていえば、暗闇の中にひっそりと隠れていたがん細胞に、余計なタンパク質の飾りがつけられたようなものです。その飾りが抗がん免疫を刺激し、免疫に見つかりやすくなってしまうのです。

それだけでなく、α47遺伝子を削除したヘルペスウイルスは、その隣の遺伝子（Us11と

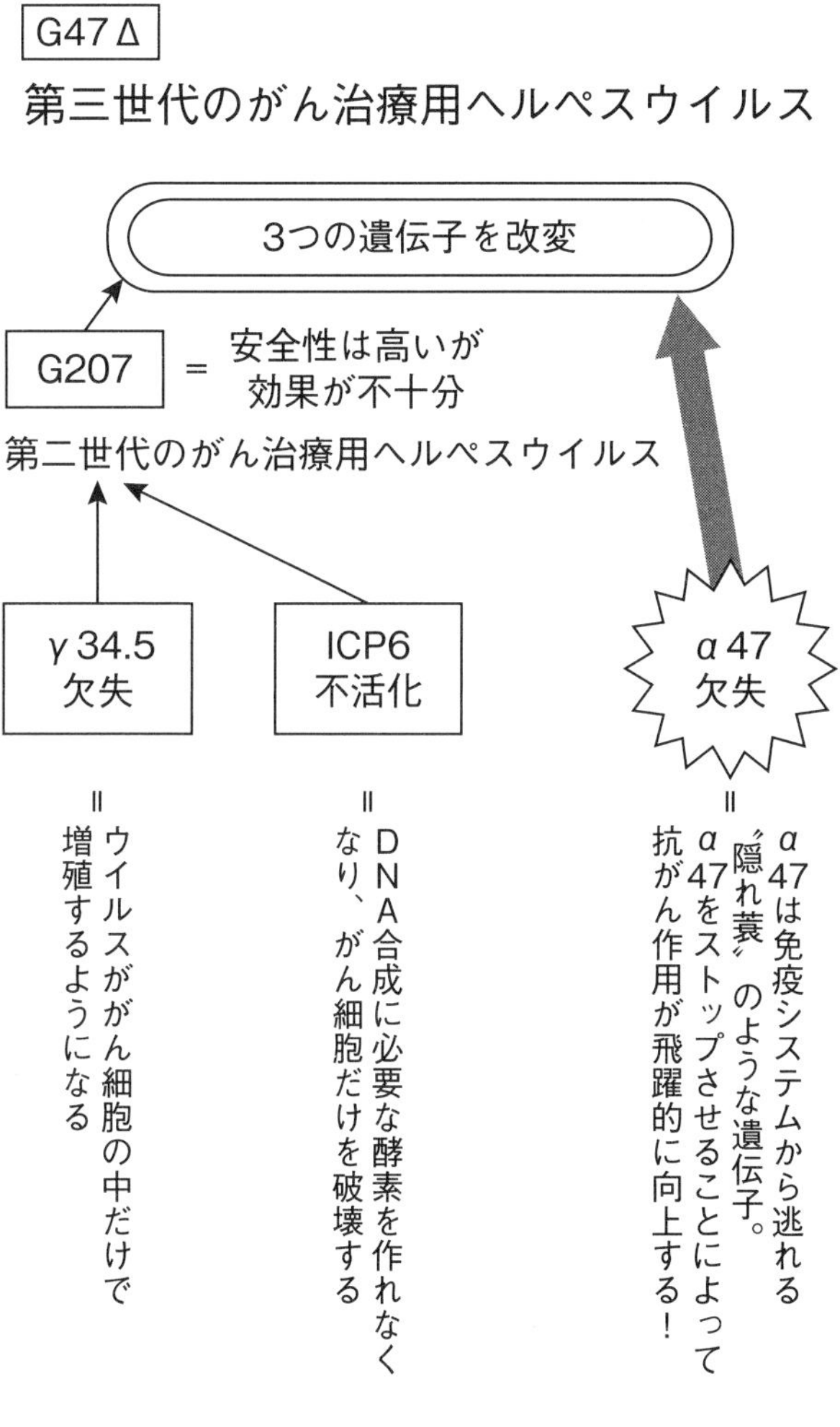

図10　G47ΔとG207の違い

いう名前が付けられています）にも影響を与えて、がん細胞でのみよく増えるようにデザインしてあります。

α47を操作すれば、Ｇ２０７の安全性を維持したまま、がんに対する治療効果を格段に向上させることができるわけで、まさに一石二鳥です。

γ34・5、ＩＣＰ６に続く三番目の遺伝子、α47を改変したヘルペスウイルスの開発に成功した私は、それを「Ｇ47Δ」と名付けました。Ｇ47Δは、世界初の、第三世代のがん治療用ヘルペスウイルスです（**図10**）。

驚くべきG47Δの効果、がん細胞が二日で全滅

Ｇ47Δの治療効果を確認する実験の結果は、狙いどおりの素晴らしいものでした。次に、その結果をいくつかご紹介しましょう。

マウスの皮下に発症させた膠芽腫と神経芽腫に、それぞれＧ47Δを直接注射すると、いずれもＧ２０７と比べて腫瘍の成長をおよそ十分の一に抑えるという、大きな効果が認められました（**図11**）。

また、Ｇ47Δを投与したマウスの体内には、がんに対する免疫力ができ、新たにがん細

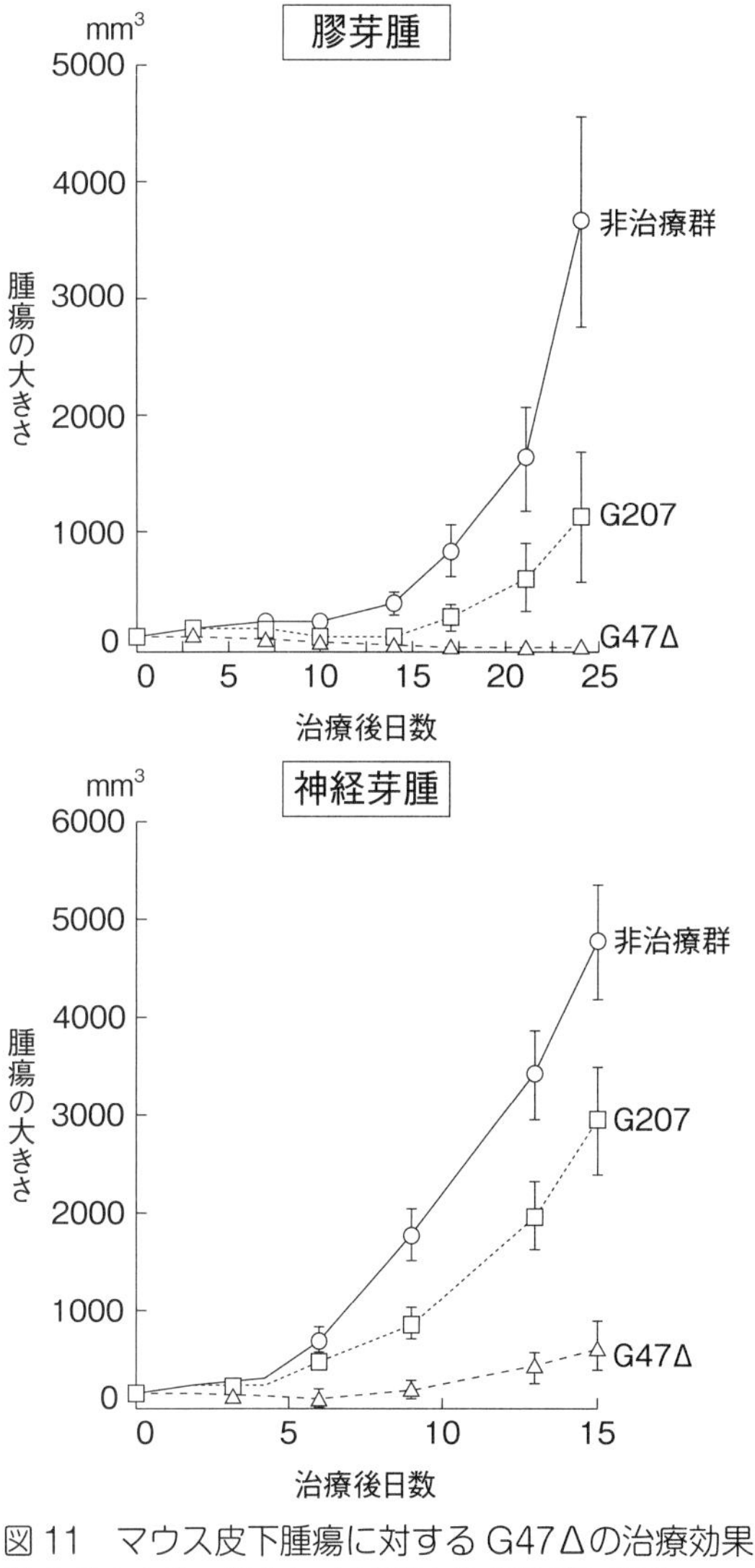

図 11　マウス皮下腫瘍に対する G47Δの治療効果
(Todo T et al.: Proc Natl Acad Sci USA 98: 6396-6401, 2001)

胞を注射してもがんになりませんでした。

さらに、Ｇ47Δを人のがん細胞に感染させると、細長く伸びたがん細胞の形が時間の経過とともに丸く変わっていきます。がん細胞が破壊され、死んでいるのです。

五十時間後には、がん細胞はほとんど丸くなってしまいました。約二日で全滅させることができたのです。

ただ、ヘルペスウイルスはもともと骨髄にあまり影響を与えません。

骨髄にあまり影響を与えないことは、ヘルペスウイルスを用いたがん療法の利点にもなっています。

たとえば、乳がんの患者さんが大量の抗がん剤を使って化学療法を受けるとき、あらかじめ自分の骨髄を取っておき、抗がん剤の副作用で骨髄が全部だめになってしまった場合には自家骨髄移植を行なうということが、昔はよくありました。

そのときに問題になったのは、自家移植した骨髄の中にがん細胞が混じっていたりすると、またがんになってしまうことです。

しかし、あらかじめ取っておいた骨髄に、がん治療用ヘルペスウイルスを投与すれば、骨髄はきれいなまま残し、がん細胞だけを死滅させることができます。実際に、Ｇ２０７

を使ってそういうことを行なえるという論文も発表されています。

それぐらい、ヘルペスウイルスは骨髄に影響を与えないのです。

化学療法や放射線治療の欠点の一つとして、使えば使うほど骨髄がダメージを受けて、白血球の数値が下がってきたり、貧血になったりすることが挙げられますが、ヘルペスウイルスを用いたウイルス療法ならば、仮に全身に投与しても骨髄がダメージを受ける心配はありません。これは大きな利点といえます。

一方で、骨髄に影響を与えないため、がん治療用ヘルペスウイルスは、総じて骨髄腫や白血病のような骨髄由来のがんには効かないと考えられてきました。

ところが、共同研究を行なう門脇則光教授（香川大）が、血液がんにもヘルペスウイルスが感染できるものがあり、そのような種類の血液がんには効く可能性があることを発表しました。そのため、今はすべてのがんへの応用可能性を視野に入れて研究を進めています。

ホルモン療法が効かなくなった前立腺がんもG47Δならば治せる

G47Δは、骨髄由来のがん以外なら、あらゆる固形がんの治療に有効です。

その例として、治癒のきわめて難しい前立腺がんにも使えることが、マウスを用いた動物実験で証明されています（最新の臨床試験の結果は、第七章で詳述します）。

前立腺は、脳や心臓と違って全摘出できる組織です。がんがあちこちに散らばる前に、そっくり組織ごと取ってしまえば、治る前立腺がんはたくさんあります。

また、ほとんどの前立腺がんはゆっくり進行するので、すぐに命にかかわる病気ではありません。しかし、それでも最終的には前立腺がんで亡くなる患者さんがいます。

たとえば、ホルモン療法が効かなくなった再発前立腺がんがそれです。

ご存知のように、前立腺がんは男性のがんで、男性ホルモンと深くかかわっています。そのため、男性ホルモンを断って女性ホルモンを投与するホルモン療法が行なわれます。

精巣を摘出するなどして男性ホルモンの分泌を断ち、女性ホルモンを投与すると、がんはしばらくおとなしくしているのですが、あるとき、男性ホルモンがまったくない状態であるにもかかわらず、急に思い出したように、がん細胞が一挙に増えることがあるのです。

こうなると治療法はなく、やがて転移を起こして患者さんは亡くなってしまいます。

そこで、マウスを使って人と同じように、ホルモン療法が効かなくなった再発前立腺がんのモデルをつくり、G47Δを投与したところ、そういう腫瘍でもよく効きました。

このように前立腺がんにも、G47Δは有効なのです。

増加が懸念される悪性中皮腫の治療に朗報！

G47Δは、悪性中皮腫の治療にも絶大な威力を発揮するはずです。

悪性中皮腫は、アスベストが主原因で胸膜などにできる悪性のがんです。厚生労働省ホームページの「アスベスト（石綿）に関するQ＆A」によると、アスベストによる健康被害は長い年月を経て現れ、悪性中皮腫の場合には、平均三十五年前後という長い潜伏期間ののちに発病することが多いとされています。

今のところ、悪性中皮腫の患者さんはそれほど多くありませんが、潜伏期間が長いため、これから先、患者さんの数はどんどん増えていくと予測されています。

この病気には、悪性脳腫瘍と同様、今のところほとんど治療法がありません。抗がん剤があることはありますが、使用しても、患者さんの命が二ヵ月ほど長くなる程度の効果しかありません。

患者さんが亡くなる場合、全身に腫瘍が転移して死ぬのではなく、胸膜にできた腫瘍が増殖し、最終的には心臓や胸腺などが入っている縦隔《じゅうかく》という場所でどんどん増えていき、それで命を落としてしまいます。

ですから、最初に胸膜にできてきた腫瘍をコントロールできれば、患者さんの命は長くなるはずです。長く生きれば転移するかもしれませんが、今は転移する以前に亡くなってしまうのです。

われわれは、悪性中皮腫の細胞をヌードマウスの胸腔内に移植し、そこにG47Δを投与して治療効果を調べました。

最初の実験では、10^7個（一千万個）の悪性中皮腫細胞をマウスの胸腔内に入れました。そして、五日間あいだをおいて腫瘍が増え続ける状態になってから、移植した悪性中皮腫細胞と同じ10^7個のG47Δを投与しました。

すると驚くべきことに、すべてのマウスで悪性中皮腫が治ったのです。

結果そのものは非常に良かったのですが、これでは研究になりません。実験上、効果が低い状態からスタートし、マウスの生存率を上げる治療法を開発する研究を行なおうと思っていたのです。

そこで、投与するG47Δの量を百分の一（10^5個）に減らし、前回と同じように悪性中皮腫細胞をマウスの胸腔内に入れてから五日後に投与したのですが、それでも約半数のマウスは治ってしまいました。

どうしたらもう少し生存率を低く抑えられるかと考え、今度はG47Δを投与する時期をどんどん遅らせていきました。そうして腫瘍が進行する状態まで放っておいて、十一日目にG47Δを投与すると、命は非常に長くなるが最終的には死ぬ、という状態になりました。

このように、G47Δは、悪性中皮腫にきわめてよく効きます。実験では、わざとG47Δの量を百分の一に減らしましたが、もっとたくさんの量を投与すれば、すべてのマウスが助かるのです。

今のところ悪性中皮腫を治す薬は皆無の状態ですから、このとおり実際にG47Δが効けば、革命的といっても過言ではないでしょう。

しぶとい〝がんの親玉〟も、あっという間に退治する

がん細胞というのは、皆が皆、一様に分裂・増殖しているわけではありません。どんどん〝子供〟をつくる係の「がん幹細胞」と、その〝子供〟として生まれてから分裂していく「がん細胞」がいます。

〝子供達〟（がん細胞）は放射線照射などにより死にますが、〝親〟であるがん幹細胞は、

しぶとく生き残ります。そのため、結局は再発して転移するというストーリーができてしまうわけです。少なくとも悪性脳腫瘍についてはそうです。

悪性脳腫瘍のがん幹細胞というのは、とにかくしぶとくて始末に負えないのですが、「俺はがん幹細胞だぞ」と教えてくれる目印（マーカー）があります。

それは、がん幹細胞の細胞膜に出てくる「ＣＤ１３３」という特殊なタンパク質です。ＣＤ１３３の有無を調べて、それが出ていれば、がん幹細胞だということが、だいたいわかっています。

医科学的にはいろいろと議論もあり、ＣＤ１３３だけではがん幹細胞だとは断言できないという説もありますが、もともと脳腫瘍でがん幹細胞の研究が一気に進んだのは、このＣＤ１３３というマーカーがみつかったおかげです。

そこで、次のように考えることができます。

「ＣＤ１３３を目印にして、がん幹細胞を見つけ出し、そこにＧ47Δを投与してうまく破壊することができれば、悪性脳腫瘍の再発や転移を食い止めることができるのではないか」

がん幹細胞には、培養するとマリモのような丸っこい形になってくる、という特徴があります。これを「スフィア」といいます。

われわれは、悪性脳腫瘍のがん幹細胞を培養してスフィアをつくり、G47Δの効果を調べました。

がん幹細胞百個につき一個の割合でG47Δを投与した場合と、十個に一個の割合で投与した場合とを比べてみましたが、どちらの場合も、効率よくがん幹細胞を殺すことができました。

ということは、百個に一個の割合でG47Δを投与するだけで、がん幹細胞を死滅させることができるわけです。がん幹細胞には放射線や抗がん剤がまったく効かないことを考えると、これは非常に画期的なことです。

さらに、がん幹細胞だけをマウスの脳に植えてつくった脳腫瘍に、G47Δを一回投与しただけで、マウスの生存期間をかなり延ばすこともできました。

G47Δは、悪性脳腫瘍の根絶を可能にする潜在能力を持つ、がん治療用ウイルスなのです。

治療域が広く、費用対効果も抜群

ウイルス療法を普及させるうえでの必須条件は、なんといっても、安全性を犠牲にしないということです。

臨床試験で安全性が確認されたG207の改良型であるG47Δは、この条件に充分かなっています。野生型のウイルスに戻ってしまう可能性もゼロです。

しかも、ヘルペスウイルスというのは、遺伝子の変異を増やせば増やすほど、正常細胞に対する病原性が弱くなることがわかっています。遺伝子の機能を一つ止めるごとに、ほぼ千倍ずつ安全になっていく、というのが私の説です。つまり、G47Δは、正常な脳細胞の中ではG207の千倍安全なわけです。

それほど安全性の面で進歩しているにもかかわらず、がん細胞を殺す力はG207の約十倍もあります。そして、がん細胞の中でだけどんどん増えて、より強い免疫反応を引き起こしてがんをやっつけます。

この、「がんに対してのみ強くなった」という点が、他の追随を許さない画期的な特徴であり、G47Δの治療域を非常に広いものにしています。

治療域が広いとは、用いる量は少なくても、効果がたくさん出るということです。その意味においてＧ47Δは、既存のがん治療用ヘルペスウイルスのなかで最も治療域が広いのです。

実用性の面でも、非常にすぐれています。

たとえば、Ｇ47Δは、Ｇ２０７の約十倍の濃度のウイルスを生産することができます。がん細胞を殺す力はＧ２０７の約十倍あるのですから、同じ容量でもＧ２０７の約百倍の効果を得られる可能性があるということになります。

また、Ｇ２０７より十倍濃いものがつくれるということは、同じ量をつくるのに、製造コストがＧ２０７の十分の一で済むということです。

こうしたコストパフォーマンスの高さは、将来、Ｇ47Δを製剤化して普及させていくときに、非常に有利なポイントとなります。

Ｇ47Δと同じようにα47遺伝子の機能をオフにしたウイルスは、欧米でも開発されていますが、そのウイルスは、γ34・5とα47の二つの遺伝子しか改変していません。

Ｇ47Δの開発からすでに二十年近く経っていますが、私たちがＧ47Δを開発したあと、いまだにこれよりも優れた安全性と治療効果を持つヘルペスウイルスはつくられていません。Ｇ47Δとは異なる第三世代のがん治療用ヘルペスウイルスについても、追随する論文は発表されていません（二〇二一年十一月現在）。

つまり、まだどこも私たちの研究に追いつけない状態です。この事実は、いかに「G47Δ」が優れているか、私たちのつくったものが他の研究者に真似のできない革命的ながん治療用ウイルスであるかを示しています。

第四章

G47Δ開発までの道のり

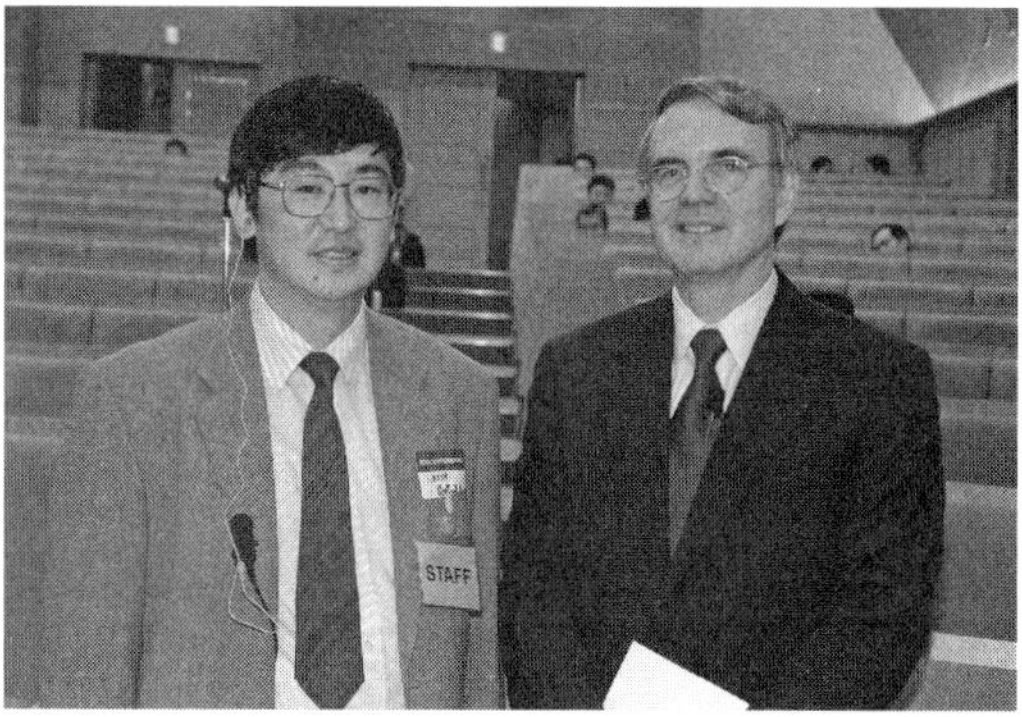

恩師のハーバード大教授マルツーザ博士（右）と藤堂医師

「死」への疑問と恐怖が、脳外科医としての原点

「医者として人間の生死にかかわりたい」と、私が思うようになったのは、小学校六年生の頃でした。

私は父の仕事の関係で、二歳から六歳までの四年間と中学一年から高校一年までの三年半を、シカゴで暮らしました。

高校一年の二学期の終わりに日本に帰国し、都内の私立高校に転入して医学部をめざすようになりました。

もともと理数系の勉強が好きだったこともありますが、もの心ついた頃から、生き物が生まれて必ず死んでいくことに疑問と恐怖を抱き、生物、特に人間のしくみをもっとよくわかるようになりたいと考えていたのです。その気持ちは、今も変わりません。

一九八五年に東京大学医学部を卒業すると、脳神経外科を専門に選びました。

人が生きるうえで最も重要なのが意識であり、意識をつかさどるのは脳です。実際の人の脳を自分の目で見て、直接手で扱うことができるのは脳神経外科医だけなので、それを専門にしようと決めたのです。

当時は、今のような医師臨床研修制度（新米医師が最低二年間いろいろな科を回って研修を積むことを義務づける制度）がなく、大学を出てから一人前の医者になるまでのスピードは、今よりもかなり速かったと思います。

東大病院の脳外科で研修医として一年間過ごしたあと、福島県会津若松市の総合病院に二年間勤務し、脳出血、脳梗塞、脳動脈瘤などの脳疾患から頭蓋骨骨折のような怪我まで、さまざまな手術を行なって実践的な技術をみっちり学びました。

脳腫瘍を専門に研究するようになったのは、脳神経外科医になって四年目の頃からです。東京に戻って、平日は都立荏原病院（当時）に勤務するかたわら、土日は東大にあった脳研究施設（脳研）に通い、脳組織や腫瘍細胞の研究をするようになりました。

当時、東京都では、週に半日は好きな研究をしていいという「半日研究日」を設けており、私も、その制度を利用して脳研に通い、脳腫瘍の研究を始めたのです。

もっとも、多くの医師はその半日を休みにあてていたようで、のちにある先輩医師から、「きみは研究日に本当に研究をしていたんだね」と、珍しがられてしまいました。

ウイルス療法との出会い

一九九一年、アメリカの科学雑誌『サイエンス』に、ある論文が掲載されました。ハーバード大学の准教授だったロバート・マルツーザ博士の研究グループが発表したその論文には、遺伝子を操作したウイルスによって、悪性脳腫瘍の成長を抑えることができると記されていました。

遺伝子組換えを行なって、がんだけで増えるウイルスを人工的につくるという概念を最初に示した、画期的な報告でした。

当時、私はドイツのエアランゲン・ニュールンベルグ大学の脳神経外科に留学中で、髄膜腫という良性脳腫瘍の研究をしており、この論文のことは知りませんでした。

マルツーザ博士の論文の存在を知ったのは、日本に戻ってからのことです。

帰国後しばらくの間、私は国立国際医療センター（現・国立国際医療研究センター）の脳神経外科で髄膜腫の研究を続けていたのですが、しだいに、「不治の病」とされている悪性脳腫瘍の治療法開発にチャレンジ精神をかきたてられるようになっていました。

ちょうどその頃、膨大な文献のリストのなかに、マルツーザ博士の論文があったのです。『サイエンス』は超一流の科学誌なので、自然と目に留まったのだと思います。一九九四年のことでした。

「これだ！」

マルツーザ博士の論文を読んだ私は、心のなかで叫びました。

じつは私は、大学に入った頃から、漠然とではありますが、「がんの治療にウイルスを使えるのではないか」と考えていたのです。

といっても、その頃の私が持っていたがんに関する知識は、ごく普通の医学生レベルのものでした。「がんをやっつけるには、ウイルスがどんどん感染するという性質を利用すればいいのではないか？」と、若者らしいアグレッシブな発想で考えていたにすぎません。

それだけに、「自分の考えていた方法を実際にやっている人がいる！」と初めて知ったときの驚きは、とても大きなものだったのです。

ウイルス療法の第一人者、マルツーザ博士のもとへ

マルツーザ博士の論文を読み、興味をかきたてられた私は、すぐさま、彼がどういう人物か情報を集めはじめました。本来、師であるマルツーザには敬称をつけて呼ぶべきかもしれませんが、ここからはマルツーザと記すことにします。

マルツーザはウイルス療法の第一人者で、その頃はハーバード大学からジョージタウン大学へ移って、脳外科の教授に就任していました。

年齢は、私より十二、三歳上らしい。マルツーザを知る人たちは、異口同音に、「彼はいい人だ、いい人だ」と言います。

さらに調べていくと、すでに日本人の研究者が何人も、マルツーザの研究チームに留学していることがわかりました。そのなかには、日本に戻った人もいるというので、彼らにも話を聞いたうえで、「先生のもとに留学したい」と手紙を書きました。

当時は、まだＥメールがあまり普及していなかったので、自分の履歴と業績のリスト、それまでに出した主な論文の抜刷り、脳腫瘍を専門とする先生方に書いていただいた推薦状など、資料一式を封筒に入れてマルツーザのもとに送りました。

すると、思ったより早く「ＯＫ」の返事をもらうことができたのです。ただし、

「給料は出せない。健康保険も自分で入ってもらうことになる。それでもよければ来なさい」

という条件付きでした。

マルツーザのところには各国から留学生が集まっていて、日本人は私の前に四人留学し

ていましたが、どういうわけか日本人は全員、最初は無給でした。他の大学や先生のことはわかりませんが、それがマルツーザの方針だったらしいのです。自分の研究に自信があったのでしょう。

無給でも日本人は勉強しにやって来るし、真面目に働くし、最後は必ず日本に帰っていく、つまりポストを用意しなくてもいい、という考えもあったのかもしれません。

いずれにせよ、ウイルス療法の実地勉強ができるなら、こちらに異存はありません。一も二もなくマルツーザの出した条件を呑み、一九九五年、私は妻子を連れてアメリカへと旅立ちました。

日本での臨床試験に役立ったG207の研究

当時、マルツーザの研究グループは、G207を完成させたばかりでした。

私が『サイエンス』で読んだ論文の内容は、第一世代の遺伝子改変ヘルペスウイルスに関する理論を動物実験で実証したというものでしたが、マルツーザは、「ヘルペスウイルスを人に対して安全に使うためには、もう一つ遺伝子を改変して充分に毒性を弱めたウイルスでなければならない」と考え、第二世代のウイルスを開発していたのです。

Ｇ２０７をデザインしたのはマルツーザですが、それに沿って遺伝子組換えを行なったのは、私より先にマルツーザのもとに留学していた佐賀医科大学（現・佐賀大学）の峯田《みねた》寿裕《としひろ》先生です。峯田先生は、Ｇ２０７を完成させるとすぐ日本に帰国し、現在は都内のクリニックに勤務されています。

それと入れ違いにジョージタウン大学にやってきた私は、Ｇ２０７の効果を確認するために多くの動物実験を行ない、ほかにも、遺伝子組換えウイルスをどうやって生産するか、アメリカの規制当局にどのように対応するか、といったテーマにも取り組みました。

その頃はまだ、遺伝子組換えウイルスの臨床試験は一例もなく、マルツーザたちが行なおうとしていた臨床試験が世界初になります。

そこで何か副作用が起きたりすると、ウイルス療法の開発そのものがストップしてしまうことも危惧されたため、マルツーザはとても慎重になっていました。

Ｇ２０７を臨床試験に持っていくためには、人の脳腫瘍の細胞を移植したマウスやサルにＧ２０７を投与して、いろいろな角度から安全性を確かめ、投与後の身体状態も調べなければなりません。

このように、基礎研究の成果を実際に人への応用（臨床）につなげる研究のことを、トランスレーショナル・リサーチ（橋渡し研究）といいます。G207に関するトランスレーショナル・リサーチのかなりの部分を、私が担当することになったわけです。

G207ウイルス製剤のつくり方や希釈のし方、それを患者さんの脳に実際に投与するときには、どういう道具をどのように使えば正確な量を投与できるかの手順などを、動物を使って試しながらきちっと決め、すべて箇条書きにして記録に残しました。

たとえば、脳の中にウイルス製剤を注入するときには、専用の長い針を脳に刺し、所定の量を注入します。仮にその量が1㎖だとすると、針の先端から本当に1㎖出てこなければなりません。しかし、実際にやってみると、針の先端から出る量は1㎖より若干少なくなります。そこで、足りない分を余計に注入し、ぴったり1㎖を脳の中に注入できるような手順にしました。

こうした経験は、現在、日本で行なっているG47Δの臨床試験に、非常に役立っています。

アメリカでは、既存の道具を使ってウイルス製剤を動物の脳に注入していたため、そこに入れた量と、針の先端から実際に出てくる量に、わずかな差が生じていたわけです。

そこで日本では、注入する道具そのものを開発し、そこに入れたウイルス製剤の量が、ほとんどそのまま針の先端から出てくるような器具をつくりました。この器具は現在、日本で特許を取得し、市販されています。

研究用のヨザルに翻弄されたことも……

このトランスレーショナル・リサーチでは、脳内にＧ２０７を投与したヨザルから、毎日毎日、朝晩、涙や尿を採って調べるということも行ないました。

この仕事は、きわめて重要です。ヨザルの脳内に投与したＧ２０７が、そのあと涙や唾液や尿などに出てくるかどうか、出てくるとしたらどのくらいの量なのかを知っておかないと、次の段階の臨床試験になったとき、被験者である患者さんの状態を、うまく管理できなくなってしまうからです。

仮に、ヨザルを使った実験で、Ｇ２０７の投与後に唾液からウイルスが出てくる状態が三日間続くとわかっていれば、臨床試験のときには、その三日間は患者さんを個室で管理することになるでしょう。

実際の実験では、第三章で述べたように、ヨザルの脳内にＧ２０７を投与しても、そのあとには唾液、涙、尿、膣内分泌液のいずれからも、ウイルスは排出されないことが確認されています。

ここで少し、ヨザルを使った研究の裏話を披露することにしましょう。

当時、ジョージタウン大学では、研究用のヨザルを一匹ずつ入れたケージを二段に積み重ね、コの字形に並べて、専用の部屋で管理していました。

ヨザルは夜行性なので、昼間寝て、夜に活動します。その生活のペースを人間に合わせるために、夜のあいだは部屋にライトをつけて寝るようにさせ、昼間は比較的暗くして、われわれが部屋に行ったときに起きているようにしていました。昼間、部屋を暗くして活動させるようにしないと、検査のたびに寝ているヨザルを起こすことになってしまうからです。

アメリカでは、実験に使う動物のストレスを減らすために、いろいろな工夫をしています。ヨザルの場合も、ケージの中にぬいぐるみを入れたり、昼間は暗い部屋でテレビをつけっぱなしにしたりするなど、生活環境ができるだけ快適になるようにしていました。

ヨザルはかわいいサルですが、ケージから出そうとして片手を突っ込むと、ほとんどは逃げ回ります。なかには噛みつくサルもいるので、分厚い革の手袋をはめました。その上から噛まれても、けっこう痛いのですが、傷つくことはありません。

上の段のケージに入っているヨザルを出そうとすると、下のケージにどうしても体が近づきます。サルにもいろいろな性格があって、そのときに噛みつこうとするサルもいれば、私の足に触って撫でまわすサルもいます。下のヨザルが攻撃してくるときは、噛みつかれないように必ず腰を引くようにし、人なつっこく触ってくるサルのときは、好きなように触らせていました。

なかには、逃げ出そうとするサルもいます。そういうサルをケージから出すときは、こちらもかなり警戒して、なるべく扉に隙間をつくらないようにしていたのですが、それでも隙を見て、私の腕とケージの扉の隙間から、ぱっと逃げてしまうこともありました。

そうなると大変です。逃げたヨザルは、部屋の中に並んでいるケージの上をピョンピョンピョンと飛び移ります。そして、コの字形に並んだケージの端まで来ると、向かい側のケージめがけてピョーンとジャンプします。

そこが捕まえどきで、私はコの字の間のところに立って待ち構えます。そのとき、ヨザルと目が合います。むこうは、長い尻尾をゆらゆらさせながら、「やってやる！」という顔をしています。こちらも、「さあ来い！」という顔になります。このときが勝負です。

ヨザルは、なぜか私の頭の上を飛び越えようとはせず、ジャンプして飛びついてきます。

そこでうまくキャッチして捕まえられればいいのですが、取り逃がすと、またケージの上によじ登って同じことの繰り返しになってしまうのです。

こうしてようやくヨザルを捕まえ、後ろから抱きかかえると、ちょっとバタバタしますが、両腕をおさえるとおとなしくなります。その状態で、体温を測るときには赤ちゃん用の体温計を耳に当てます。すぐに捕まえられたときはいいのですが、さんざん暴れたあとだと、ヨザルも私もゼーゼー息を切らしています。それで体温を計ると、やはりいつもより高くなっていました。

部屋中を逃げまわるようなことは、稀にしかありませんでしたが、毎日毎日、何匹ものサルを捕まえては体温を測り、涙を採ったり、尿を採ったり、麻酔をして血液を採ったりするのは、けっこう大変な作業でした。

とてもよい経験にはなりましたが、正直なところ、「もう充分です」という気持ちです。

このような裏話は、あまり語られることがないようですが、ＦＤＡ（アメリカ食品医薬品局）から臨床試験の承認を得るためには、日々こつこつと積み重ねて得たさまざまな実験データが必要なのです。

こうしてＧ２０７の臨床試験が始まりました。アメリカ滞在中、日本の医師免許しか持っていなかった私は、医療行為はできなかったので、毎日、患者さんを診る立場にはありませんでしたが、この臨床試験に立ち会い、さまざまなデータを把握することに努めました。

また、臨床試験に協力してくれた患者さんが亡くなったときには、必ず解剖に立ち会いました。

G47Δの開発に結び付いた免疫遺伝子治療の研究

G207のトランスレーショナル・リサーチの過程で、私はいくつかの研究成果を上げることができました。なかでも大きな成果は、次の二つです。

①ウイルス療法を行なうと抗がん免疫ができてくるということを、皮下腫瘍と脳腫瘍の両方で証明したこと。

②ウイルス療法に、免疫を刺激して活性化させる遺伝子治療（免疫遺伝子治療）を組み合わせると、ウイルス療法の効果がさらに向上すると実証したこと。

人間の体を守る免疫のシステムは、ウイルス療法とも深くかかわっています。すでに述べたように、G47Δが、がん細胞を殺す強力なパワーを持っているのも、免疫のはたらきを巧みに利用しているからです。

免疫には、二つの種類があります。生まれつき体に備わっている「自然免疫」と、病原体が体内に侵入したあとにできる「獲得免疫」です。

自然免疫は、外敵（細菌、ウイルスなど）が体内に侵入してきたときや、がん細胞ができたときに、最初に活躍します（※1）。

獲得免疫というのは、自然免疫で外敵やがん細胞の攻撃を防御できなかったときにはたらき、その後、次に同じ敵に対しては、症状が出る前に攻撃、排除する免疫です（※2）。

獲得免疫で主役を演じるのは、白血球の一つであるリンパ球のうち、Ｔ細胞とＢ細胞という細胞です。Ｔ細胞には、外敵やがん細胞の正体をみきわめ、それに対抗する物質をつくるようにＢ細胞に命令を出す「ヘルパーＴ細胞」と、外敵やがん細胞に侵された細胞を破壊する「キラーＴ細胞」などがあります。

このキラーＴ細胞を刺激して、外敵やがん細胞に対する攻撃を指示する細胞があります。それは「抗原提示細胞」といい、外敵やがん細胞に侵された細胞の断片を取り込んでそれらの抗原を自らの細胞膜の表面に提示して、Ｔ細胞を活性化させるはたらきを持っています。

しかし、それだけでは力不足で、もう一ついっしょに「共刺激分子」と呼ばれる強力な刺激因子がないと、キラーＴ細胞は、がんを叩くほど攻撃的にはなりません。むしろ、刺激因子がないと、がん細胞に対して無反応（寛容）になると言われています。

共刺激分子の種類は、いろいろありますが、そのなかで最も強力なのは、「Ｂ７－１」という因子です。

「Ｂ７－１」は本来細胞膜の表面にある分子ですが、細胞の外に分泌するようなかたちにしたものを「可溶型」といいます。「可溶」とは英語の“soluble”の訳ですが、これは誤訳が定着してしまったもので、「分泌型」と言うのが正しいかもしれません。

最も強力な共刺激分子Ｂ７－１を「分泌型」として使って免疫を活性化させれば、ウイルス療法の効果がさらに向上することを、私は実証しました。それが、先に挙げた②の研究です。

ウイルス療法と組み合わせる免疫遺伝子治療に、「分泌型」の共刺激分子を使ったという点は、特許が取れるほどの新しい発見だと、マルツーザから評価されました。

これらの研究は、間接的にＧ47Δの開発に関係しています。

１０２ページで、腫瘍に投与したＧ２０７が、がん細胞を破壊する過程で、がんに対する免疫ができると述べました。

より強力な第三世代のがん治療用ヘルペスウイルスをつくるとき、どういう戦略で行けばいいか――。抗がん免疫を引き起こす作用をアップさせれば、よりいっそうウイルス療法の効果が高まるはずだと私は考え、G47Δの開発に至りました。

その考えの元になったのが、「分泌型」の共刺激分子を使った免疫遺伝子治療の研究だったのです。

（※1）自然免疫のしくみ：まず、白血球のうちの好中球が、外敵が侵入したところにすぐ集まり、外敵を包み込むようにして食べる。好中球は、外敵を数十個食べると満腹になり〝自爆〟してしまうが、そのあとにマクロファージという細胞が少し遅れてやってきて、外敵や〝自爆〟した好中球のかけらを、きれいに食べて消化する。

マクロファージも白血球の仲間で、「異物」とみれば、それがどんな相手かみきわめずにかたっぱしから取り込んで食べるため、「大食《たいしょく》細胞」とか「貪食《どんしょく》細胞」とも呼ばれる。

ただの食いしん坊ではなく、白血球全体に指令を与える指揮官のような存在で、外敵を食べながら、もっと強い消化力を持つ仲間の白血球を呼び集めたり、外敵が何者かを識別する能力を持つ細胞に、自分が取り込んだ病原体の一部を渡したりする。

こうして白血球が病原体を食べつくしてしまえば、病気は引き起こされないが、防御線を突破した外敵に感染してしまう細胞もある。

そこには、白血球の一つであるリンパ球のうち、ナチュラルキラー細胞（NK細胞）という〝殺し屋〟が駆けつけて、感染した細胞を容赦なく破壊する。


（※2）獲得免疫のしくみ：獲得免疫では、リンパ球のうち、T細胞とB細胞という細胞が主役を演じる。

T細胞は、外敵が何者かをみきわめる能力を持っている。自然免疫が活躍したとき、マクロファージから病原体の一部を受け取っていたのが、このT細胞だ。

T細胞は、外敵が体内に侵入するたびに、その正体をみきわめ、対抗する物質をつくるようにB細胞に命令を出している。命令を受けたB細胞は、その外敵に対抗する物質をつくるのと同時に、病原体と対抗物質の両方を記憶する。

自然免疫で外敵を撃退できなかった場合、感染の数日後から、T細胞は「キラーT細胞」と「ヘルパーT細胞」のふたてに分かれて活動を始める。

B細胞は、ヘルパーT細胞の攻撃命令を受けて、病原体に対抗する物質をどんどん生産し、その物質が外敵に取り付いて殺す。

キラーT細胞とB細胞は、戦いがすんだあとも、やっつけた外敵を記憶しており、次に同じ外敵が入ってきたときには、ただちに攻撃態勢をとり、症状が出る前に病原体を攻撃、排除する。

無給の研究員からハーバードの助教授に

ジョージタウン大学では、無給のポスドク（postdoctoral fellow 博士研究員。博士号をとったあと任期制の職に就いている研究者や、そのポスト自体を指す）からスタートしましたが、こうした研究成果をあげることができ、一年半後には給料をもらえるようになりました。

ことに、ウイルス療法と免疫遺伝子治療を組み合わせた研究は、マルツーザから非常に有意義なものだと評価されたため、研究費を申請することにしました。

ただ、ポスドクには研究費を申請する権利がありません。そこで、ボスであるマルツーザの研究費の申請の際、添付する申請書の一部に私がつくりあげてきた研究データを使うことで、研究費の一部を借りることにしました。

そのとき、「この申請が通ったら、給料を出してくれませんか」とマルツーザと交渉し、「ＯＫ」の返事をもらっていました。そして実際に申請が通ったときから、給料が支払われるようになったのです。

その後、私は、一九九八年にジョージタウン大学の助教授になりました。

助教授になると、ボスの名前を借りなくても研究費の申請ができるようになります。支給された研究費で人を雇ったり、新たなプロジェクトを立ち上げたりすることもできます。脳神経外科のファカルティ・ミーティング（幹部教員による打ち合わせ）にも参加できるようになり、アメリカの大学の脳神経外科がどのように運営されているかも勉強することができました。

助教授になった翌年、マルツーザはハーバード大学の教授に栄転しました。

私は、それを機に日本に帰るつもりだったのですが、マルツーザに請われて二〇〇〇年にボストンへ移り、ハーバード大学マサチューセッツ総合病院（ＭＧＨ）脳神経外科の助教授として、マルツーザのチームでウイルス療法の研究を続けることになりました。そこで初めて、自分のスタッフ（日本人の医師三人と実験助手一人）を持つこともできました。

α47遺伝子に着目するまで

私がＧ47Δのデザインを思いついたのは、ジョージタウン大学にいた頃です。

Ｇ２０７に関するさまざまな実験を行なううちに、「もっと強力ながん治療用ウイルスをつくるには、どうしたらいいか」と考えるようになり、「がんに対する免疫を強く引き起こす機能を、ウイルスに持たせればいいはずだ」というアイデアを思いつき、その方法を模索しはじめました。

『Fields VIROLOGY（ウイルス学）』という分厚いテキストがあります。ウイルス研究の世界ではバイブルのような存在です。私は、このテキストを熟読し、ヘルペスウイルスが持つ一つひとつの遺伝子の機能について勉強していきました。

その知識をもとに、どの遺伝子を改変すればG207より強いウイルスができるだろうかと考え続けたすえに、α47遺伝子にたどりついたのです。

そのとき決め手になったのは、先に述べたように「免疫」でした。

三つ目の遺伝子のはたらきをオフにすれば、ウイルスそのものは弱くなります。しかし、ウイルスが弱くなっても、免疫を刺激し活性化させる力が強くなるようにデザインすれば、抗がん作用は強くなります。そのための遺伝子が、α47だったのです。

第三章で説明したように、ヘルペスウイルスが免疫システムから逃れることができるのは、α47という隠れ蓑のようなはたらきをする遺伝子を持っているからです。

それは、すでに他のウイルス学者によって解明されていたことでした。私は、彼らの研究成果を利用させてもらって、「α47のはたらきを止めれば、ヘルペスウイルスに感染したがん細胞を、免疫システムが見つけて攻撃してくれるはずだ」と考えたわけです。

当時、研究室でα47という遺伝子に着目していたのは、私一人でした。

そこで私は、マルツーザの研究チームが週に一回行なっていたミーティングのときに、

「Ｇ２０７から、さらにα47遺伝子のはたらきを欠失させて、抗がん免疫作用を引き起こしやすくすれば、がん細胞を破壊する力はさらに強まる。そういうウイルスをつくりたい」

という話をしましたが、マルツーザは当初、このアイデアに批判的でした。

そのいちばん大きな理由は、「α47遺伝子のはたらきを止めれば抗がん免疫作用を引き起こしやすくなるということを、証明する方法がない」というものでした。

じつは当時、α47の作用は、人の細胞でないと現れないといわれていました。

ところが、その頃の免疫に関する実験は、すべてマウスで行なわれていたので、「それでは人に対する効果を証明しようがない」と、マルツーザは考えたのです。しかし彼は、

「証明する手立てを思いついたら、改めて相談に来なさい。また考えてあげるよ」

とも言ってくれました。

その当時は、マルツーザに支給される研究費ですべての研究を進めていたので、どんな

に自分のアイデアに自信があっても、マルツーザが「ＯＫ」と言わなければ研究費を使うことはできません。

それからは、自分のアイデアの正当性を訴えるために、さまざまな論文を読み漁り、傍証になりそうなものを見つけ出しては、何度も何度も、しぶとくマルツーザのところに持っていきました。しかし、それでもマルツーザは、なかなか首を縦に振りません。

ようやく彼が、「じゃあ、やってみよう」と言ってくれたのは、最初の提案から一年もたってからのことでした。

一年がかりでボスを説得し、Ｇ47Δの研究を開始

マルツーザを説得するうえで、最も大きな決め手になったのは、免疫細胞を利用した悪性黒色腫の治療に関する論文でした。

悪性黒色腫は皮膚がんの一種で、「メラノーマ」とも呼ばれます。悪性度の高いがんですが、免疫を利用した治療法が比較的よく効くとされています。

当時から、患者さんの腫瘍の中に入り込んだリンパ球を分離して増やし、それを体内にもどすという治療法が行なわれていました。

腫瘍の中に入り込むリンパ球というのは、腫瘍を認識するリンパ球ということですから、それをたくさん増やしてやれば、腫瘍をやっつけられるだろう、という発想です。

この治療法に使われるのは、黒色腫を認識するリンパ球で、「ＴＩＬ（tumor-infiltrating lymphocyte　腫瘍浸潤リンパ球）」といいます。そのため、この免疫療法は、「腫瘍浸潤リンパ球療法」とか、「ＴＩＬ療法」と呼ばれています。

論文でＴＩＬ療法のことを知った私は、

「悪性黒色腫と、それを認識・攻撃するリンパ球のペアを使って、そこにα47遺伝子のはたらきを止めたヘルペスウイルスを感染させたとき、リンパ球が黒色腫をより強く攻撃しやすくなるという結果が出れば、人に対する効果を証明できるのではないか」

と、マルツーザに提案したのです。

マルツーザが問題にしていたのは、α47遺伝子の機能をそのままにした場合と、オフにした場合の差は、人の細胞でないと証明できない、ということでした。

リンパ球の免疫作用というのは、人の体の中で起こることです。ただのリンパ球を持ってきても腫瘍細胞を攻撃することはありませんが、患者さんの体の中で実際に悪性黒色腫を攻撃したリンパ球だけを取り出したものがあれば、人の体を使わなくとも、試験管の中でリンパ球の攻撃がどう変化するか、実験して確認することができます。

そして、私が読んだ論文を発表したグループは、悪性黒色腫と、それを認識・攻撃するリンパ球のペアを、たくさん持っていたのです。

それは、NIH（アメリカ国立衛生研究所）のスティーヴン・ローゼンバーグ博士が率いる研究グループでした。ローゼンバーグ博士は、免疫療法の分野で世界的に有名な人物です。

さいわい、NIHはジョージタウン大学の近くにあったので、ローゼンバーグ博士の下で研究をしている先生にお願いして、悪性黒色腫の細胞と、その細胞に反応する特定のリンパ球のペアを分けてもらうことができました。

そこから、ようやく研究が前に進みだしました。

当時、マルツーザは、あるベンチャー企業と協力してG207の開発をしていました。その企業に、ヘルペスウイルスの遺伝子組換えを専門にしているポールという科学者がいたので、私のデザインをもとに、彼に実際のウイルスをつくってもらうことになりました。

遺伝子組換えの実作業は、やり慣れている人に任せる方が効率的に進むのです。できあがってきたウイルスの効果は、私が調べてデータをまとめていきました。

一年がかりでマルツーザを説得し、彼がゴーサインを出してからG47Δができあがるまでに、さらに一年ほどかかりました。

けれども、通常、新たながん治療用ウイルスを完成させるには二、三年かかるので、G47Δは、比較的早く完成したといえるでしょう。

厳密な科学の世界でも、ネーミングは意外とアバウト!?

ここで、「G47Δ」という名前の由来についてお話ししましょう。

G47Δは、もともとマルツーザが開発したG２０７という第二世代のウイルスがあり、そこからα47という遺伝子の機能を取り除いたものです。そこで、「G２０７から47をデリート（delete＝削除）した」という意味で、G47Δと名付けられました。「Δ（デルタ）」には元来、deleteという意味があります。

「ずいぶんアバウトな発想だな」と感じるかもしれませんが、マルツーザに聞いた話では、そもそもG２０７という名前の由来からして、きわめて単純です。

「G」は、このウイルスがつくられたジョージタウン大学の頭文字。

「２０７」の方は、当時マルツーザの研究室にいた研究者たちでアイデアを一つずつ出し合い、そのなかから多数決で選ばれました。

その意味するところは、ヘルペスウイルスの遺伝子のうち、γ34・5とＩＣＰ６の機能をオフにしたということで、二つの数字を掛け合わせ、34・5×6で、２０７。

この案を出したのは、マルツーザのデザインに基づいて実際にＧ２０７をつくった峯田寿裕先生でした。つくった本人のアイデアなので、研究室のメンバーは口をそろえて、

「それがいい、それがいい」と賛同したそうです。

Ｇ47Δという名前は、私とポールの二人で考えました。はじめ私は、

「Ｇ２０７からα47を引くのだから、『Ｇ１６０』でいいんじゃない？」

と提案したのですが、

「それじゃあまりにも単純すぎる。もともとＧ２０７というネーミングが冗談みたいなものなんだから、もうちょっとカッコいい名前にしようよ」

と反対されてしまい、それで結局、「Ｇ47Δでいいか。意味もわかりやすいし」ということになりました。

厳密な研究をこつこつと積み重ねていく科学の世界でも、こういうところは意外に大雑把なものなのです。

患者さんに使えなければ意味がない

Ｇ２０７の基本的なデザインコンセプトは、がんに対する攻撃性よりも、安全性を重視したものです。

一方、Ｇ47Δは、Ｇ２０７のすぐれた安全性を保ちながら、がんに対する攻撃力を格段に高めることを狙ってデザインしたものです。

図12は、がん治療用ヘルペスウイルスの第一世代である「１７１６」から第三世代のＧ47Δにおける遺伝子改変の進化を図にしたものです。このように、ヘルペスウイルスの三つの遺伝子に改変を加えて最も進化したものが、Ｇ47Δなのです。

すでに述べたように、Ｇ２０７の効果を確認する実験をしているときから、「臨床に使うには、もっと強力なものでなければいけない」という考えが私にはありました。

がんの治療法に関する研究は世界各国で行なわれていて、論文も数多くあります。どの論文にも、「この治療法でマウスの腫瘍が小さくなった」といったことが書かれていますが、臨床には使えないものがほとんどではないかという気がします。

私のような臨床医が実験をやっていると、それは感覚としてわかるものです。臨床医と

	操作した遺伝子 がん治療用ヘルペスウイルス	γ34.5	ICP6	α47
第一世代	1716 英国で第Ⅲ相臨床試験 （悪性腫瘍）	○		
第二世代	G207 米国で複数の臨床試験 （悪性脳腫瘍）	○	○	
第二世代	T−VEC 2015年、欧米で承認 悪性黒色腫（メラノーマ）	○		○
第三世代	G47Δ 2021年、日本で承認 （悪性脳腫瘍）	○	○	○

図12　がん治療用ヘルペスウイルスの進化

いうのは、「実際の医療現場で使えるだろうか」ということを、常に考えています。

どんなに論文がうまく書けていても、実際の医療現場で難治がんの患者さんにそのウイルスを使えなければ、何の意味もないのです。

たとえば、「〇〇大学の研究チームが、これまで不明とされてきた難病の解明につながる〇〇のしくみを発見した」といった記事を、みなさんも新聞でしばしば見かけると思います。

記事の最後には必ずといっていいほど、「このことにより、新たな治療法の開発につながる可能性が出てきた」というコメントが記されますが、その言葉と実際の治療法の開発との間には、計り知れないほど大きな距離があります。

そして、その距離を埋めるのが実はいちばん大変な作業なのです。ですから、日本ではトライする人がきわめて少なく、「論文を書いたらそれでおしまい」というのが現状です。

けれど、私が目指すのは、本当に人に使える治療法の開発です。

「臨床医でありながら基礎研究を行なうのは珍しいですね」と言われることもありますが、臨床で応用できるような基礎研究を行なう現役の臨床医は、意外と多いものです。

実際に患者さんの病気を診断し、治療する臨床医は、医療の現場で最も求められているものは何か、足りないものは何かを日々実感する立場にいるので、より実用的な研究をしようとするのです。

悪性脳腫瘍に限らず、さまざまな難治がんの患者さんと向き合って、懸命に治療している医者ならば、誰もが、「この病気は簡単に治るようなものではない」ということを実感しています。

十数時間におよぶ手術で可能な限り腫瘍を摘出し、放射線を許容量ギリギリまでかけて、抗がん剤も髪の毛がすべて抜け落ちるほど投与しているのに、それでも患者さんは亡くなっているのです。

「ネズミやサルが治る程度の治療法では、とても臨床に使えない。もっともっと効き目を強化しなければならない」という感覚を持って当然です。

そもそも、臨床では動物実験のように理想的な状況にはならないのが普通です。

たとえば、マウスを使った皮下腫瘍の治療実験の場合、脇腹に盛り上がるように腫瘍をつくり、そこにまんべんなく治療用ウイルスを注入します。こうして充分な量を直接投与すれば、確かに腫瘍は小さくなるでしょう。

けれど、臨床試験では、なかなかそう理想的な状況にはなりません。

人の腫瘍は、マウスの腫瘍とは比べものにならないほど大きく、当然、腫瘍細胞の数もそれだけ多くなりますが、マウスの腫瘍に投与したのと同じような高い密度で、まんべんなく治療用ウイルスを投与することは容易ではありません。

つまり、実際の治療に役立つようにするには、腫瘍のほんの一部の細胞が感染しただけで、大きな効果を出すような治療用ウイルスにしなければなりません。

それを可能にする方法は、次の二つです。

①ほんの少し感染しただけで、劇的に腫瘍細胞で増殖し、まんべんなく腫瘍に広がるウイルスにすること。

②ほんの少し感染しただけで、免疫システムが活発に機能し、ウイルスがまんべんなく腫瘍に広がらなくても、あとは免疫のはたらきで腫瘍細胞を破壊するウイルスにすること。

この二つが同時に可能なウイルスならば、なおのこと効果的です。G47Δは、まさにそういうウイルスです。

「人に応用できる新しい治療法を生みだし、患者さんの命を救い、医療に貢献する」という理想を実現するのは、かなり難しいことですが、薬や治療法というのは、現場で使えてこそ価値のあるものとなるのです。

G47Δは、そういう考え方から生まれました。

G47Δの特許が独り占めされそうに！

アメリカでは、知財の所有権は、研究者個人ではなく、研究施設にあります。研究者が勤務先を変えるときには、それまでの自分の研究データや種々の試料を勝手に持っていくことはできません。すべて研究施設のものになります。

それらを持っていく場合には、元の勤務先と新しい勤務先、双方の研究機関が契約書を交わし、互いの知財を守ることになっています。ジョージタウン大学からＭＧＨに移るとき、私もそれを体験しました。

ジョージタウン大学の助教授になった頃から、知財に関する知識や手続き方法などは実践的に学びはじめていましたが、ＭＧＨに来てみると、知財の管理が非常に徹底していることに目をみはりました。ＭＧＨの知財部は、建物のワンフロアをすべて使い、何十人ものスタッフが知財を守って活用するために動きまわっているのです。

周知のように、アメリカでは知財がきわめて重要視されており、特許権などをめぐる紛争もよく起こります。G47Δの特許に関しても、思わぬアクシデントが起きてしまいました。

　前に述べたように、Ｇ47ΔをデザインしたのはＢ私であり、実際にウイルスの遺伝子組換えを行なったのは、Ｇ２０７の臨床開発を請け負っていたベンチャー企業の研究者ポールです。

　Ｇ47Δの研究開発の過程で、私とポールは頻繁に意見交換して付き合いを深め、仲の良い友人になりました。

　ところが、なんとポールの会社は、われわれに黙って会社だけでＧ47Δの特許を申請しようとしたのです。その方が、実用化されたときに入ってくるお金が大きくなるからです。

　それをたまたまポールが聞きつけて、私にそっと教えてくれました。自社のたくらみを知りながら、私に知らん顔をするのは、科学者としても友人としても、良心が許さなかったのだと思います。

　話を聞いた私は、すぐに主任教授のマルツーザから会社側に抗議してもらいました。やはりこういうときは、「主任教授」という肩書がものをいいます。

「Ｇ47Δの知財はＭＧＨと共有するものだ。それを、自分たちだけの名前で申請するとは、いったいどういうことだ。すぐにＭＧＨの名前を申請者に入れて下さい！」

こうして、間一髪のところで特許を独占されることは免れました。

もしも、特許申請が行なわれたあとで事態が発覚していたら、G47Δの知財に関する権利を持つMGHは、ポールの会社を相手取って訴訟を起こしたでしょう。そうなれば、訴訟のための時間もお金もかかり、かなり面倒なことになっていたと思います。

ポールが知らせてくれたおかげで、特許の申請書を書き直させるだけですみましたが、気の毒なことに、彼は「内部情報を漏らした裏切者」として社長に厳しく叱責され、会社にいづらくなって、結局は辞めてしまいました。

その後、特許を独り占めしようとした会社は他社に買収されて、今は名前も残っていません。当時の社長は、のちに別のウイルス療法を開発するベンチャーを起業し、脳腫瘍に対する臨床試験を行なっていましたが、最近そこも辞めて姿を消してしまいました。

G47Δの研究チームとともに日本へ

G47Δを、がん治療薬として完成させるべく日本に帰国したのは、二〇〇二年の暮れのことでした。翌〇三年一月から東大医学部の脳神経外科の講師となり、G47Δを実用化する努力を続け、〇九年秋から念願の臨床試験に入っています。

アメリカの大学では、アシスタントプロフェッサー（助教授）以上の教員は、それぞれ独立して研究するシステムになっています。私も、ＭＧＨの助教授として自分の研究チームを持っていました。四人のメンバーは全員日本人で、そのうち二人は私といっしょに東大に戻ってきました。

ＭＧＨ時代の研究チームが、ほとんどそのまま戻ってきたことは、わが国におけるＧ47Δの研究を進展させるためにも、また、日本で新たにチームに加わった多くの研究者にとっても、きわめて有意義なことです。

日本に帰る直前には、こんなことがありました。

当時、ＭＧＨには、私の研究費が日本円にして三千万円ほど残っていました。普通は当然、持ち出し禁止になるはずですが、ハーバード大学は研究費が潤沢なせいか、「残った研究費は日本に持ち帰っていい」と言ってくれたのです。

相手が「あげる」と言うのですから、もらわない法はありません。さっそく、東大にＥメールを送り、三千万円の研究費を日本に移すにはどうすればいいかを訊ねました。

それを受けて、当時の脳外科の教授が、東大本部や医学部の担当窓口に問い合わせてくれました。ところが、「研究費は受け入れられない」と断られてしまったのです。

その理由は、「前例がないし、当方にはアメリカ側と交渉するだけの英語力を持つスタッフがいない」というものでした。

「この国際化の時代に、日本のアカデミアの代表ともいえる東京大学が、相手の方からくれると言っている研究費を、前例がないとか、英語ができないとかいう理由で断るなんて、あり得ない。今までできなかったというのなら、今、できるようにしましょうよ」

と説得を試みたのですが、結局、三千万円の研究費はＭＧＨに置いてくるしかありませんでした。

誤解のないよう言い添えると、現在の東京大学には「産学協創推進本部（当時は産学連携本部）」という総長直属の全学組織ができて、産学共同研究の幅広い展開、知的財産の保護・管理・活用、起業支援などを推進しています。

今からわずか二十年ほど前の日本の大学は、どこでも、知財やお金のことに関して、まだ認識が浅かったのです。

研究費と自分の立場をＭＧＨに残して、東大と兼任という形で研究を続ける途もあったのかもしれませんが、私自身は、そうしたいとはまるで思いませんでした。

そのままアメリカに腰を据えて研究を続けるという選択肢もありました。正直なところ、その方が何かとやりやすかったと思います。

けれど、私は日本に戻る道を選びました。

「アメリカで完成させた研究成果を日本に持ち帰り、日本人のメンバーとともにＧ47Δの実用化に向けた研究を続け、日本で治療薬として完成させたい。そして、悪性脳腫瘍や他の治療困難ながんに苦しむ患者さんたちを、一日でも早く救いたい」

そんな大きな夢を心に秘めていたのです。

特許をめぐる交渉は複雑で難解

先に述べたように、アメリカでは以前から、知財は研究者ではなく研究機関に帰属するものとされていました。今は日本も同じです。

Ｇ47Δに関する特許権は、すべてＭＧＨが代表として持っています。

もともとＧ47Δの研究は、アメリカ国家からＭＧＨに支給された研究費を、われわれ研究チームが使って行なわれたものです。しかし、アメリカのきまりでは、国はこの種の知財を放棄し、研究費を支給された機関（Ｇ47Δの場合はＭＧＨ）が特許を持ってよいことになっているのです。

当初、ＭＧＨでは、複数の国に対してG47Δの特許を申請していました。ところが、その後、欧米のみに申請を絞ろうとしたため、私は、「それなら欧米以外での知財をこちらに戻してほしい」と、独力で交渉を始めました。

アメリカのきまりでは、研究機関が有する知財でも、相当な理由がある場合は発明者に戻してもいいことになっています。ただし、それには国の承認が必要です。

アメリカ側とのさまざまな交渉のすえ、日本とカナダとオーストラリアに関しては、G47Δの特許を私が持つことになりました。

特許というのは、製品化されなければ金銭的な価値は何もありません。むしろ、維持費用がかさむだけです。アメリカとヨーロッパの市場は圧倒的に大きいので、製品化されれば莫大なロイヤリティが入ってくるはずですが、日加豪の市場は小さいので、特許維持費用の方が高くついてしまいます。おそらく、そんな判断から、ＭＧＨは日加豪に限って特許を私に戻したのでしょう。

日本でG47Δの研究を続けるにあたっては、いくつかのハードルがありました。

一つは、臨床研究でG47Δを使うときの契約が大変だったことです。

私はG47Δの発明者であり、日本での特許も持っているにもかかわらず、研究でG47Δ

を使うときには、「ＭＧＨに所有権のあるＧ47Δをもらって、使わせていただく」という形をとらなければならないのです。まず、そのための契約を結ぶ必要がありました。

さらに、もう一つのハードルがありました。

日本にＧ47Δの試料を持ち帰るとき、私は、自分の研究データや種々の試料の使い方に関して、ＭＴＡ（material transfer agreement）という、モノを移管するための契約をＭＧＨと結んでいました。

その契約書のなかには、「Ｇ47Δを、人に対して使わない」ということも書かれていました。Ｇ47Δに関する特許権は、すべてＭＧＨが代表として持っているので、仮に、人に対して使ったとき何か問題が起これば、ＭＧＨに賠償責任が生じてしまうからです。

そのため、臨床研究でＧ47Δを使う際には、人に使うことを前提とした契約を、改めてＭＧＨと結び直さなければならなかったのです。

これらの交渉は非常に複雑なものでしたが、私が帰国する直前に東大に立ち上げの準備が始まっていた産学連携本部のおかげで、無事に契約を結ぶことができました。

しかし、このとき一生懸命に交渉を進めてくださった産学連携本部の男性職員が、その後、皮肉なことに膠芽腫を発症して私の患者さんとなったのです。なんとか恩返しをしたかったのですが、治療のかいなく亡くなってしまいました。

膠芽腫のことを、「稀にしか発症しない特殊な病気で、自分には関係ない」と思っている方もいるかもしれませんが、けっしてそんなことはありません。ある日突然、身近な人に、あるいは自分自身に、発症し得る病気なのです。

文科省の推進事業に選ばれたG47Δの臨床開発

帰国した直後は、知財関係の問題のほかに、臨床試験を始めるために準備すべきことが山ほどあり、それにともなう事務的な雑用も多く、かなりの苦労を強いられました。正直なところ、日本の研究環境がこれほど大変なものだとは、思っていませんでした。

その一方で幸運だったのは、東大に復職した翌年度（二〇〇四年度）に、文部科学省が、「革新的ながん治療法等の開発に向けた研究の推進（がんトランスレーショナル・リサーチ事業の推進）」を開始したことです。

この事業は、がん治療にかかわる基礎研究のすぐれた成果を、次世代の革新的な診断・治療法の開発につなげていこうとするもので、コンペティションを経て採択された研究課題に対しては、事業委託という形で、比較的大きな額が支援されます。

われわれが行なっているG47Δの臨床開発は、この事業が採択した十一課題のうちの一つとなり、さらにその後継事業である「橋渡し研究支援推進プログラム」にも選ばれました。国からの支援は非常にありがたいことです。

「いずれは自分の手で患者さんにG47Δを処方して、悪性脳腫瘍を完治させたい。多くの難治がんの患者さんを救いたい」という大きな夢を抱いて日本に帰って来た私ですが、その一方で、「もしかしたら、すぐアメリカに戻ることになるかもしれない」という一抹の不安が、心の片隅にあったのも事実でした。

じつは、私がアメリカを離れたのは、グリーンカード（永住権）を取得する直前でした。グリーンカードを取得する方法はいろいろありますが、私の場合は、弁護士費用をはじめ、永住権取得に関するいっさいの費用をMGHが支払い、「この人物はMGHにとって必要だ」という一筆を添える形で申請しました。

あとは日本のアメリカ大使館で面接さえ受ければグリーンカードが手に入る、というところまで書類は通過していたのですが、まさに「あと一歩」というところで申請を停止し、日本に戻って来たのです。

もし二、三年のうちにMGHに戻ることになったら、すぐに申請を再開してグリーンカードを取れるような形にしておきました。

実際に日本に戻ってみると、案の定、私がやろうとするのは「前例がない」ことばかりでした。ジャングルのなかを、道を切り開きながら少しずつ歩いていくような感覚にとらわれ、「やはりアメリカにいた方がよかったのだろうか」と思ったことも、一度や二度ではありません。

次章で述べますが、「G47Δの研究成果を日本で応用する」という夢の実現に向かう私の行く手には、巨大なハードルが次々と待ち構えていたのです。

第五章
G47Δを、一日も早く患者さんのもとへ

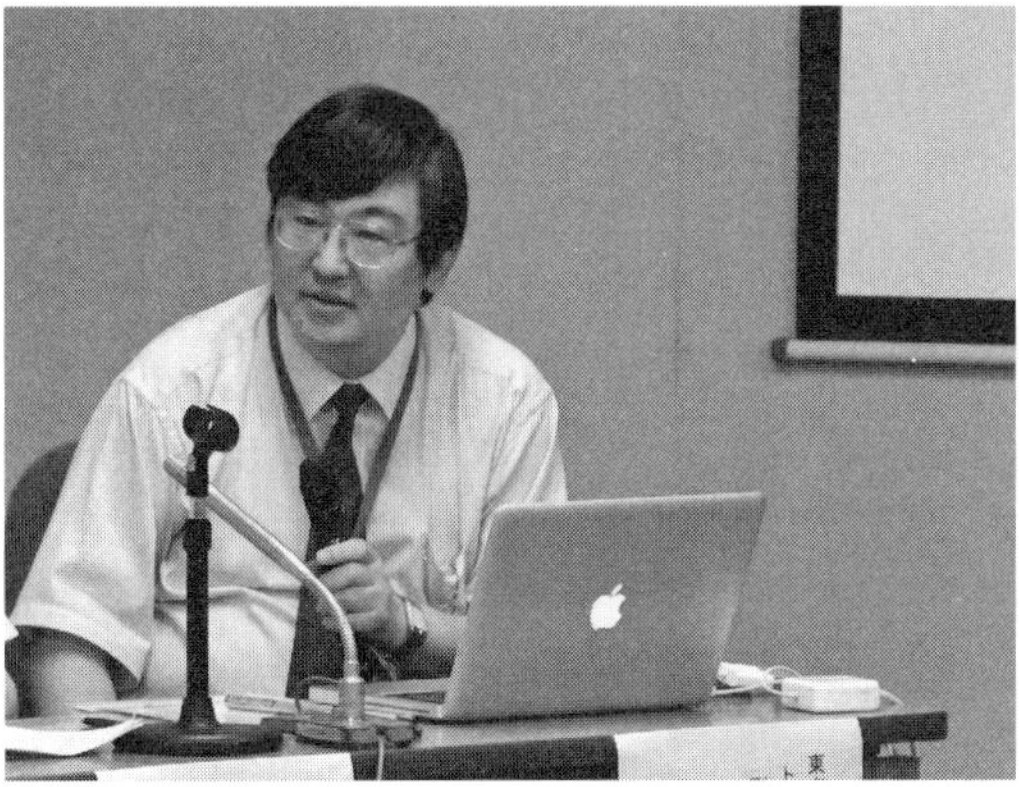

G47Δ臨床試験開始の記者発表にて（二〇〇九年八月十日）

ある少女の手紙

私の研究室の壁に、一枚の手紙が貼ってあります。

「藤堂先生へ。今までありがとうございました。入院したときは、ふあんもたくさんあったけど最近では、お散歩で三四郎池などに行けるようになりました。退院してからも通院なのでまた、よろしくお願いします」


大きくしっかりとした文字で書かれた短いメッセージの横には、池で楽しそうに泳ぎ回る水鳥が描き添えられています。東大医学部附属病院のある本郷キャンパスの名所、三四郎池で泳ぐ鴨の姿です。


手紙を書いてくれたＤさんは、私の患者さんです。

けれど、もうこの世にはいません。悪性のグリオーマに命を奪われてしまったのです。

亡くなったとき、Ｄさんは小学校五年生でした。

目のクリッとした、かわいい女の子でした。けなげに病気と闘っていた彼女の面影を偲びながら、生前に写真をもらっておけばよかったと悔やんでいます。

亡くなったあとで、そういうお願いをするのは、親御さんをよけい悲しませる気がして、なかなかできません。

Dさんのグリオーマは最も悪性度の高いグレードⅣで脳幹にできていました。脳幹にできるグリオーマは大脳にできる一般のグリオーマよりもさらに余命が短いのです。

第二章でも述べましたが、脳幹には運動神経路や姿勢反射中枢など大事なものがたくさん詰まっているので、ここにダメージを受けると、さまざまな症状が出ます。Dさんの場合は、体がふらふらしてまっすぐに立っていられないというのが、最初の症状でした。

手術を行ないましたが、脳幹を取ることはできないため、手術のあとに放射線と抗がん剤を強めに用いて治療を続けました。しかし、通常よりは延命できたものの、手術から九ヵ月後、ついに力尽きたのでした。

治療の選択肢を一つでも増やしたい

脳腫瘍の手術の最中には、腫瘍の組織を少し取り、良性か悪性かを迅速に病理診断するのが普通です。簡便な方法なので精緻な診断はできませんが、手術前の診断と手術中の病理診断の結果がともに悪性なら、ほぼ間違いなく悪性脳腫瘍です。

そういう場合、私は、手術のあとの患者さんがまだ麻酔から覚めずに眠っているときを選んで、家族に病状を説明します。端的にいえば、「手術はうまくいきました。でも、患者さんは助かりません」という説明です。これは医者としてつらいものです。Dさんのように子供の患者さんの場合は、なおさらです。

家族なら誰でも、「手術は成功したのに必ず死ぬとは、いったいどういうことなんでしょうか……」と、戸惑います。そして、悪性脳腫瘍の平均余命は約一年であることなどを詳しく話すと絶句し、がっくりと肩を落として病室から出ていくのです。

それからあとの家族は、大変な思いをします。

脳腫瘍の末期になると意識レベルが低下し、最後は何もわからなくなってしまうので、患者さん自身は、それほどつらくありません。「がんの末期は痛くてつらい」という一般的なイメージとは異なるのが、悪性脳腫瘍の特殊なところです。

しかし家族は、患者さんの意識状態が悪くなるにつれて、食事やトイレの介助などに追われるようになります。それでも家族が頑張り通せるのは、皮肉なことに、患者さんの余命が短くて、介護生活がいつまでも続かないからです。

日本では二〇〇六年から、グリオーマの治療薬として「テモゾロミド（商品名テモダール）」が使われていますが、「画期的治療薬」と謳われるこの薬でさえ、それによって延びる命は、統計的にはわずか二〜三ヵ月にすぎないのです。

こういうことを何度も何度も家族に説明するのですが、悪性脳腫瘍患者のほとんどは、再発するまでまるで何事もなかったかのように元気でいることが多いため、家族は、

「本人はこんなにピンピンしている。手術直後に先生は死ぬと言っていたけれど、あれは何かの間違いだったのではないか」

と、思うようになります。そのたびに私は、

「今はいいけれど、この先、必ず悪くなります。とにかく、今の時点でできるベストのことをやっていきましょう」

と、落胆させるようなことばかり言い続けなければなりません。

けれど、こうしたコミュニケーションのなかで家族は絶望感を乗り越えていき、「できるだけの手を尽くした」という、悟りにも似た境地に至るようになるのです。

その意味で、悪性脳腫瘍の専門医というのは、医者でありながら半分は牧師のような存在だという気がしています。

Dさんのご両親も、「ベストを尽くした」という思いだったのでしょう。亡くなったあと、病理解剖することを承諾してくださいました。

これは、なかなかできないことです。病理解剖は医療の進歩に役立つことだと理屈ではわかっていても、「病気でさんざん苦しんだわが子の体に、これ以上メスを入れられるのは、親としてしのびない」と思うのが人情です。

それなのにDさんのご両親は、「きっと娘も望んでいたに違いありません」とまで言ってくださったのでした。

Dさんとご両親の尊い気持ちをずっと忘れないようにと、私は彼女の手紙を研究室に掲げました。できることなら完治して、「先生、ありがとう。こんなに元気になりました」と、研究室を訪ねてきてほしかった。

けれど、悪性脳腫瘍の患者さんから、生きて「ありがとう」と言われることはありません。そういう状態が、脳外科の歴史が始まって以来、ずっと続いてきているのです。

だからこそ、「G47Δを一日も早く製剤化して、患者さんの治療に使いたい。治療の選択肢を、一つでも多く患者さんに与えたい」と思っているのですが、現実は厳しく、もどかしい思いをしています。

越えなければならない数々のハードル

G47Δを実用化するためには、大量のウイルスの製造技術の開発、臨床用製剤の製造、その品質テスト、動物を用いた安全性試験など、多くの課題を一つひとつ乗り越えていかなければなりません。

さらに、具体的な臨床試験の計画を立て、計画書を作成し、大学内の倫理委員会の承認をもらい、厚生労働省に申請をし、法律にのっとって病院内での手順を組み立て、患者データの管理方法を決めるなど、多くの高いハードルを越える必要があります。

さしあたって必要なのは開発資金です。基礎研究から臨床へもっていくためには、億単位の巨額の開発資金が必要となります。資金があれば、優秀な人をスタッフに雇ってマンパワーも充実させることができます。

ところが、この開発資金がなかなか集まりません。G47Δは、まったく新しいがん治療のアプローチであるがゆえに、製薬企業がなかなか関心を持ってくれないのです。「将来、実用化するうえで、われわれの開発しているG47Δは有利な特徴を持っています」という説明は何度も何度もしているのですが、なかなか理解してもらえません。

製薬企業にとっては、糖尿病や高血圧の薬のように、患者数が多く、いったん飲みはじめたらずっと飲み続けるような薬が、「儲かる薬＝良い薬」です。

数回投与したら終わりという薬は、患者さんにとっては良いのですが、製薬企業にとっては、けっして「良い」とはいえないわけです。

また、がんの治療薬であれば、乳がん、前立腺がん、大腸がんなど、患者数の多いがんの方に、どの企業も興味を持ちます。マーケットが広い方が開発が速く進みますし、製剤化したときたくさん売れるからです。そのため、「悪性脳腫瘍の治療薬」と聞いただけで無関心になる企業もあります。

「もっと臨床のデータが集まってから来てください」と言われることも多いのですが、臨床のデータを出すまでの道のりが大変なのです。

たとえば、われわれがG47Δの臨床試験をするにあたって厚生労働省に提出した関連資料は全部で二十一種類にも及び、机の上に積むと厚さ二〇センチほどにもなりました。

いろいろな角度から緻密に安全性を確認するためには、多くの実験を行ない、データをとりまとめる必要があるのですが、それをわれわれのように少数の医者や研究者がすべてやらなければならないところに、大きな問題があります。

臨床試験の段階で、製薬企業にコミットしてもらえば、資金もマンパワーもどっと投入できるので、実用化へのスピードはぐんと加速するはずです。

概して、製薬企業は、新しい概念の治療薬開発に最初から参画することに消極的です。企業は利益を追求しなければならないので、前例のないことやリスクがありそうなことには手を出したがらないのは理解できますし、「儲かる薬を売りたい」と考えるのも、当然といえば当然です。

しかし、企業の参画が遅れれば、患者さんの手に薬が届くのも、それだけ遅くなってしまいます。

もともと、医者や研究者の目的と製薬会社の目的は根本的に違うのですから、両者の間に国が入って、「新薬の開発がうまくいったら、製薬企業に利益が出るようにする」などといった制度上の優遇策を講じ、企業の参画を促す工夫も必要ではないかと思っています。

なぜ、新薬の開発はなかなか進まないのか

新薬の候補が実際に薬になるまでには、厳しい道のりを経なければなりません。

がんの治療薬の場合、まず、人のがん細胞を植えつけた動物を用いた試験によって薬効や副作用などについて研究し、それらがどの程度かを判断します。

そのあとに行なわれるのが、人間（本人の意思に基づいて被験者となった患者さん）を対

象とした臨床試験です。臨床試験では、第Ⅰ相（フェーズ）、第Ⅱ相、第Ⅲ相と呼ばれる三段階の試験を経なければならないというのが、世界共通のきめごとです。

〈第Ⅰ相臨床試験〉

新薬の候補の安全性（人に投与できるか・どの程度の量まで投与できるか）を見る試験。

他に治療法がなくなった患者さんや、副作用が出るかもしれないというリスクを背負ってもやむをえない患者さんなどを、倫理的に許される範囲内で対象とするため、被験者の人数は少ないのが一般的です。

ある時点で副作用が出るのを前提としていることを、被験者に対して事前に説明し、了解を得たうえで、これなら絶対に安全だろうという量から投与を始めます。

それで副作用が出なければ、少しずつ量を増やしていきます。これを「用量増加」といいます。副作用が出たら投与をやめて、その一つ前の用量に戻り、それを投与量とします。この量のことを「最大耐用量」といいます。

安全性が確認され、最大耐用量もわかったら、第Ⅱ相臨床試験へ進みます。

〈第Ⅱ相臨床試験〉

比較的少数の患者さんを対象として、薬としての効果の有無を見る試験。

被験者の数は対象となる病気によって異なります。たとえば、悪性脳腫瘍だと数十人、糖尿病や肺がんなどの場合にはもっと多くなります。

この段階で効果がありそうだと判断されると（はっきりとした効果があるということではありません）、第Ⅲ相臨床試験に進みます。

〈第Ⅲ相臨床試験〉

最終的に本当に効果があるか判断し、製剤化して市販する価値があるかどうかを見きわめる試験。被験者の数は、数百〜数千人と多くなります。

審査の結果、この段階で確かに効果が高いと判断されると、薬として承認されます。

このように、試験のステージが上がるたびにスクリーニング（ふるい分け）が進み、かなりの数の候補が脱落していきます。

国立がん研究センターの多施設臨床試験支援センター長（当時）である福田治彦先生が、二〇一〇年暮れに日本脳腫瘍学会で講演した内容によると、抗がん剤の開発の場合、臨床試験の第Ⅰ相から第Ⅱ相にいく段階で半数近い新薬の候補が開発中止になるそうです。第Ⅱ相から第Ⅲ相に進む候補は三〜四つに一つ、最終的に薬として承認されるのは二十に一つぐらいだということです。

　こうした厳しさに加えて、日本は欧米に比べると、新薬誕生までの道のりが非常に長いのです。

　欧米では、「クリニカル・トライアル」と呼ばれる臨床試験があるだけで、そこでフェーズI〜IIIの段階を経ていけばいいのですが、日本の新薬開発のシステムでは、臨床試験は「臨床研究」と「治験」の二種類に分かれています。

　臨床研究と治験は、規制も審査体系も異なります。

　臨床研究は、医師法と臨床研究法（二〇一八年施行）に基づいて行なわれます。患者さん自身の免疫細胞を増殖・活性化させることで病気に対する攻撃力を高めようとする免疫細胞療法のようなものだと、ほとんど規制はなく、内部の倫理委員会さえ通れば人に対して行なってもよいと判断されることが多いのですが、ウイルス療法のように「遺伝子」が絡む治療法には高いハードルが課され、厚生労働省で何重にも審査されます。

　一方の治験では、薬機法（正式名称「医薬品、医療機器等の品質、有効性及び安全性の確保等に関する法律」。旧・薬事法）に基づいて第I相から第III相まで段階的に行なわれ、医薬品医療機器総合機構が審査を行ないます。

製剤化して市販することに結び付く治験には、莫大な開発費と強力なマンパワーが必要なので、製薬企業が関与しなければ実質的に製品として開発できず、医者や大学教授がどんなに頑張っても、「製剤化」という目標にいっこうに近づけないのが現状です。

われわれの研究の場合、文部科学省から支援金をいただいていますが、それは研究費ですから、新薬の事業化には使えません。

マンパワーの面でも、製薬企業が何十人もの社員や外部研究員を使ってやっている試験やデータのとりまとめを、私と数人のスタッフで行なうのは不可能です。

後に詳しく述べますが、現在の日本の臨床試験制度は、世界基準と異なる特異なもので、新薬開発のスピードを遅らせる大きな要因となっている、といわざるをえません。

それで損をするのは、結局、国民です。しかも国民の多くは、臨床試験制度の実態についてほとんど何も知らされていません。

今のような二つの開発ルートだと、資金もマンパワーも不足しているアカデミアは、臨床研究のルートを選択せざるを得ません。欧米のように臨床研究と治験を一本化し、専門家がしっかり審査すべきだと私は考えています。

実際にアメリカでは、ＦＤＡ（アメリカ食品医薬品局）がそうやって新薬開発のスピードアップを実現しています。日本でも、アメリカやヨーロッパのしくみの良いところだけを取り入れるようにすれば、新薬開発のスピードは、かなり早まるのではないかと思います。

険しかった臨床研究への道

G47Δの製剤化をめざすわれわれの研究チームは、まず、臨床研究としてトランスレーショナル・リサーチを実施し、企業参画ののちに治験へ移行する、という青写真をつくりあげていました。

二〇〇六年春、その青写真に基づいた原案を持って厚生労働省へ相談に行き、指導を受けて、臨床研究の実施計画に関する書類などを書き直しました。

書き直した書類一式を電子ファイルで厚生労働省に提出したのは、二〇〇七年二月、その申請書と関連書類が正式に受理されたのは、二〇〇七年十月でした。提出から受理されるまでに、八ヵ月もかかりました。

臨床研究に関する一回目の審議が行なわれたのは、それからさらに二ヵ月後の、同年十二月のことでした。提出から第一回審議までに十ヵ月かかったことになります。

申請者を交えた二回目の審議が行なわれたのは、二〇〇九年一月です。第一回審議から

【年表　G47Δ 臨床開発の歩み】

2004 年 10 月　研究費獲得・臨床開発開始
（がんトランスレーショナル・リサーチ事業）
2009 年　5 月　遺伝子治療臨床研究の承認（厚生労働大臣）
2009 年 11 月　First-in-human 臨床試験（第Ⅰ・Ⅱa 相）開始
2014 年 11 月　First-in-human 臨床試験　終了
2015 年　5 月　第Ⅱ相試験（医師主導治験）開始
脳腫瘍内投与　最大 6 回　4 週間間隔
2016 年　2 月　厚労省の先駆け審査指定品目に指定
2017 年　7 月　希少疾病用再生医療等製品に指定
2018 年　7 月　中間解析で高い有効性→治験の早期終了
2020 年 12 月　製造販売承認申請（適応症：悪性神経膠腫）
2021 年　6 月　製造販売承認（条件および期限付承認）

十三ヵ月もあいだが開いており、その間に面接をともなう審議は一度も行なわれませんでした。

作業委員の先生方と顔を合わせたのは、二〇〇七年十二月に行なわれた第一回審議のときと、二〇〇九年一月に行なわれた第二回審議のときだけです。一回目も二回目も、われわれが貰えた時間は、わずか十五分間でした。

最終的に、われわれの申請が厚生労働大臣の承認を得て、臨床試験のゴーサインが出されたのは、二〇〇九年五月のことでした。

二〇〇六年春に原案を持って厚生労働省へ相談に行き、そこから臨床試験をスタートさせるだけで、じつに三年以上の歳月がかかったのです。

その後の臨床試験も、決して順風満帆にはいきませんでした。

遺伝子組換えウイルスを使ったウイルス療法薬の臨床試験は日本では初めてのことだったからです。そのため、ハードルがいくつも立ちはだかり、一つひとつを乗り越えるのに、たいへんな苦労をしました。

今現在、がんで苦しんでいる患者さんやその家族は、「治療の選択肢は一つでも多くある方がいい」と思いながら、新たな治療法の登場を待って、待って、待ち続けています。

自分がその立場になったら、やはり同じように思うでしょう。

「もしも自分が、がんになったら。自分の家族が、がんになったら」という視点を、私たちは忘れてはならないと思います。

世界初、G47Δの臨床試験に問い合わせが殺到

三年がかりの厚生労働省への申請がようやく認められ、二〇〇九年十一月から、東大附属病院で、G47Δを用いた世界初の臨床研究が開始されました。膠芽腫が再発した患者さんを対象に、G47Δの安全性を確かめることを主な目的とした第Ⅰ・Ⅱa相臨床試験です。

臨床試験薬を初めてヒトに投与する試験は、「ファースト・イン・ヒューマン（First-in-human）臨床試験（ＦＩＨ試験）」と呼ばれています。

被験者を募るにあたっては、次のような条件を設定しました。

・手術をすでに受け、病理診断で膠芽腫と診断されていること。
・放射線治療のあと腫瘍が再発したか、あるいは、放射線治療中に腫瘍が大きくなってきていること。
・再発（進行）した腫瘍が、ＭＲＩで造影される一センチメートル以上の病変で、なおかつ、一つだけであること。
・介助なしに生活できる（つまり、外来にも通って来られる）状態であること。
　＊この条件は後に、「自分に必要なことはできるが、ときどき介助が必要」に変更しました。その理由は１９７ページで説明します。
・年齢が十八歳以上であること（上限なし）。
・他のがんを合併していないこと。または、過去に他のがんになっていないこと。
・重篤な合併疾患や検査値異常のないこと。
・一ヵ月以内に他の臨床試験薬の投与を受けていないこと。

副作用の有無を確かめるためには、膠芽腫が再発した段階で少なくとも三ヵ月は生存が見込まれ、なおかつ、身体の状態が比較的よい人でなければならないので、このような条件になりました。一般にファースト・イン・ヒューマン臨床試験は、動物実験を経て、本当に人間にも同じような結果が得られるかを確かめるため、対象者の選択基準のハードルがかなり高く、条件を細かく設定するのが普通です。これらは、アメリカで行なわれたＧ２０７の第Ｉ相臨床試験で設定された条件とほぼ一緒です。

　日本で初めてウイルス療法の臨床試験が開始されるというニュースは、新聞でかなり大きく報じられたため、記事を見て直接問い合わせてくる人や、主治医を通して「ぜひこの治療を受けてみたい」と申し出てくる人が、病院ホームページの「問い合わせフォーム」経由だけでも約二百人になりました。ほかに、電話による問い合わせや主治医の紹介もたくさんありました。

　そのなかから、実施計画書の適格基準に合う患者さん全員（十三人）に対して、臨床試験を行ないました。先に挙げた被験者の選択基準をひとことで言えば、「悪性脳腫瘍の末期でありながら、比較的元気な方」ということになりますが、そのような患者さんは希望者全体の数％でした。

第Ⅰ相臨床試験はこうして行なわれた

G47Δの投与方法は、定位脳手術（62～63ページ参照）による腫瘍内投与です。頭部に一円玉ぐらいの孔をあけ、針の先で小さな組織を取って腫瘍を確かめ（生検）、それからG47Δを注射器で腫瘍部分に注入します。プロトコール（実施計画）では、腫瘍内の二ヵ所から五ヵ所まで分けて投与することになっていました。

１mℓの液体に入ったG47Δを、二ヵ所に分けて投与する場合には、〇・五mℓずつ、腫瘍全体としては１mℓの量を、「十秒、二十秒……」と横で秒読みをしてもらいながら、五分間かけてゆっくりと腫瘍内に入れていきます。

こうして投与が終わると、患者さんは病室に戻ります。治療そのものは、患者さんの体にとって負担の少ないものです。この治療を二週間以内に二回行ないました。

以下に、ＦＩＨ試験の具体的な症例と結果について、印象に残るエピソードもまじえてご紹介しましょう。

腫瘍が完全に消えた！

患者のＥさん（三十代）は、第二子を出産されたばかりでした。適格基準に合っているかどうかの診察を受けるために、ご主人に付き添われて初めて外来の診察室にやってきたときは、生まれたばかりの赤ちゃんと幼い男の子を連れていました。

ところが、Ｅさんは診察室に入るなり、「臨床試験は受けたくない」と言うのです。

思いがけない言葉にご主人は狼狽し、

「僕は君に生きてほしいんだよ。頼むからこの臨床試験を受けてくれ」

と、涙ながらにくどきましたが、Ｅさんは首を縦に振りません。Ｅさんはピアノの先生だったのですが、膠芽腫のために片方の手の動きが悪くなり、ピアノを弾くことができなくなっていました。そうした事情もあってか、治療には消極的でした。

臨床試験は、本人の意思に基づいて被験者となった患者さんに対して行なうものなので、私は何も口を挟めません。それからしばらく、私の目の前で、「受けてくれ」「いやよ」の押し問答が続きましたが、ようやくＥさんは納得し、適格基準に合っていることが確認されたあと、同意説明などいろいろな手続きを経て病棟に入りました。

Ｇ47ΔはＥさんに非常によく効きました。一時は完全に腫瘍が消失したのです。

膠芽腫の治療は、手術後に放射線を照射し、「テモゾロミド」という抗がん剤と、最近は「アバスチン」という脳の腫れを引かせる薬を使う化学療法が一般的です。Eさんは、これらの治療をすべて受けたあと膠芽腫を再発していました。つまり、一般的な治療が何も効かなくなった患者さんでした。

ところが、G47Δを二回投与してから四〜五ヵ月たつと、Eさんの腫瘍はだんだん小さくなっていき、ついには完全に消えました。これは明らかに抗がん免疫の作用です。Eさんには、G47Δで抗がん免疫が非常に活発に作用するという身体特性があったのです。

腫瘍があったところは、抜けて穴のようになっていました。普通は再発した大きな膠芽腫が消えることはないので、消えたあとがどうなるか、私たちはそれまでそんな事例を見たことがありませんでした。「腫瘍が消えるとこうなるのか」が、よくわかる症例でした。

結果として、Eさんは、FIH試験を行なった十三人の患者さんのなかで、腫瘍が完全に消えた唯一の症例となりました。

一度は完全に腫瘍が消えたEさんでしたが、G47Δの投与から三年以上が過ぎた頃、膠芽腫を再々発してしまいました。

Ｅさんは抗がん免疫作用が起こりやすい方なので、Ｇ47Δをもう一回投与すれば、おそらく再々発した膠芽腫に効果があっただろうと思いますが、この臨床試験のプロトコール上、それはできないことになっていました。

「ウイルス療法はもうできませんが、さらに治療を続けていきましょう」とＥさんにお話ししたのですが、臨床試験を渋っていたことからもわかるように、ご本人には当初から、どこか諦めているようなところがあり、「もういいです」というお答えでした。

残念なことに、それからしばらくしてＥさんは亡くなりました。

投与後に体内で増える前例のない薬

抗がん剤の臨床試験では、被験者の三例ずつに投与する薬の量を三倍ずつに増やして行なう、「スリー・バイ・スリー（３×３）」と呼ばれる方法をとるのが一般的です。

この臨床試験も、当初の計画では、三例ずつ投与量を増やしていき、安全な量を設定することになっていました。最初の三例は低めのウイルス量から始め、次の三例ではウイルス量を最初の三倍にし、その次の三例ではさらに三倍量にするというやり方です。

しかし、Ｅさんは低量のＧ47Δでも腫瘍が消えたため、投与量を三倍ずつに増やしていくことにはあまり意味がないと考えました。

　というのも、ウイルス療法薬というのは、投与したあと体内で増えるという前例のない薬であり、しかも体内での増え方には個人差があるからです。

　話をわかりやすくするため単純に言えば、投与した一個のウイルスが一個のがん細胞に感染すると、そこからウイルスが百倍に増えて周りの百個のがん細胞に散らばり、そこからまた百倍、百倍と増えていく人もいれば、十倍、十倍、十倍と増えていく人もいます。

　仮に、G47Δの投与量を少なめに設定した最初の段階の患者さんが前者のタイプだとしたら、次の段階の患者さんに三倍の量を投与しても、三倍などというのは誤差の範囲になってしまいます。

　つまり、ウイルス療法の臨床試験では、通常の臨床試験で行なわれている「スリー・バイ・スリー」の方法がまったく役に立たないということが、実際にこの臨床試験をやってみてわかったわけです。

　そこで、独立データモニタリング委員会（※１）での審議の結果、投与量を最初の三倍に増やした段階で、投与量をそれ以上増やしていくのはやめて、一回あたりのウイルス量を１×10^9個（１０８ページ※２参照）とし、これを一定量として二回投与することになりました。

　通常、薬の投与量は、患者さんの体重あるいは体表面積当たりで決まり、身体の大きな人には多めに、身体の小さな人には少なめに投与されますが、G47Δは患者さんの身体の大きさに関係なく、一回当たりの投与量は「1×10^{9}個」でよいと私は考えています。それは、一つには、この量が「最大耐用量」ではないからです。抗がん剤の開発では、一般的に、それ以上多くすると重大な副作用がでるぎりぎりの量、すなわち最大耐用量を臨床試験で決定し、その量を投与量とします。それは、多くの場合、抗がん剤がそのようなぎりぎりの量でないと効果を示さないからです。しかし、G47Δは、必ずしも投与量に治療効果が比例しないことがわかったために「1×10^{9}個」を投与量とした経緯があり、本来は、もっとずっと多い量を投与できる可能性があります。

　高い技術力を要するウイルス療法薬の製造には、それなりのコストがかかり、濃度を上げれば上げるほど、実用化するときにものすごく高価な薬になってしまいます。日本では国民皆保険制度があるとは言え、患者さんがお金を払えないような価格になれば、G47Δの普及は難しくなってしまいます。

　この量にしたのは、G47Δが実用化されたとき、技術的にも経済的にも無理なく製造できる濃度だからなのです。

（※1）独立データモニタリング委員会：臨床試験において治験依頼者、治験責任医師及び治験調整医師から独立し、評価に必要とされる専門性を有する委員から構成される。実施中の試験の中間データについて中立的かつ客観的な評価を行なう。被験者の安全性の確保や、治験実施の倫理的・科学的妥当性確保のために治験依頼者に対して助言・勧告を行なう組織。

症状の進行がないまま十一年以上生きている患者さん

臨床試験を受けた患者さんのなかには、症状の進行がないまま十一年以上生きている患者さんもいます。信州在住のＦさん（六十代・女性）です。

Ｆさんは、ＦＩＨ試験の二度目の応募で被験者になりました。最初の応募のときは、適格基準に合っているかどうかの診察の結果、「まだ他の治療ができます。もう一度手術を受けるほうがいいでしょう」と判断され、この臨床試験の対象にはなりませんでした。

Ｆさんは地元に戻って手術を受けましたが、その後、膠芽腫を再々発し、「今度は対象になりますか？」と、ご主人から再度の問い合わせがありました。

Fさんが最初に応募してきたときの条件のひとつは「介助なしに生活できる状態」だったため、適格基準を満たしているかを見る診察では、「歩いてみてください」とお願いしました。介助なしに生活できる状態（たとえば、入院中に自分でトイレに行ける、治療後の経過観察や検査の際に外来に通って来られる）かどうかを診察室で調べるには、自力で歩けるかどうかを見るのがいちばん手っ取り早い方法だからです。

このときは臨床試験の対象になりませんでしたが、二度目の応募で再びご主人と一緒に外来の診察室にやってきたFさんは、「では、歩いてください」とお願いすると、足元は少しおぼつかないものの、診察室の中を自力で歩きました。「これなら大丈夫でしょう」ということになり、他の適格基準にも合ったので、Fさんは病棟に入りました。

ところが、入院するとすぐに車いすを使うようになったのです。「診察したときには歩けたのに、おかしいな」と思ってご主人に尋ねると、こんな答えが返ってきました。

「じつは、診察室で必ず歩くように言われると思い、家で歩く練習をしていたんです」

ご主人は、最初の診察のときのことをよく覚えていて、「被験者になるには、自分で歩けることが重要なんだ」と理解されていたようです。二度目は絶対に臨床試験に入ろうと、Fさんに付ききりになって、歩く練習をさせ始めました。Fさんは、ご主人の励ましを受けながら涙ぐましい努力を続け、診察室の中を一生懸命歩いていたのです。

このＦさんにも、Ｇ47Δは非常に有効に作用しました。

ＭＲＩの画像上では病変部がずっと見えていたので、前出のＥさんのように「完全奏功（治療ですべての腫瘍が消えること）」ではありませんでしたが、臨床試験上は「部分奏功（治療前より腫瘍が小さくなり状態が改善すること）」となりました。

それだけではありません。

Ｇ47Δの治療を受けてから十一年以上経過した現時点（二〇二一年十一月現在）でも、Ｆさんは生きているのです。しかも、腫瘍の再発も見られません。

「はじめに」に書いたとおり、膠芽腫が再発した場合の余命は三ヵ月から九ヵ月程度、Ｆさんのように再々発した場合の余命は約三ヵ月です。放射線や抗がん剤による治療が効かなくなり、膠芽腫を再々発した患者さんが、腫瘍の進行がないまま十一年以上も生存できるというのは、本来ならあり得ないことです。

後日談ですが、その後、独立データモニタリング委員会がＧ47Δの投与量を一定にすることを決めた際に、被験者の条件の一つも変更されました。１８７ページで触れたように、「介助なしに生活できる状態であること」は、「自分に必要なことはできるが、ときどき介助が必要」に変えられました。脳腫瘍の患者さんは最初の手術で麻痺などの後遺症が残ることが多く、臨床試験を六例行なった段階で、当初の条件では厳しすぎると判断されたためです。

腫瘍内投与の安全性を確認、一年生存率は四割に

ＦＩＨ試験は二〇一四年十一月に終了し、Ｇ47Δの脳腫瘍内投与は安全であることが確認されました。

長期的な腫瘍縮小としては、「完全奏功」が一人（Ｅさん。その後、再増大）、「部分奏功」が一人（Ｆさん）でした。

長期的な効果としては、十三人の患者さんのうち、ウイルス療法開始後に一年以上生存した方は五人（一年生存率約四割）、そのうち三年以上生存した方は三人（三年生存率約二割）でした。そのうちの一人が、十一年以上も生存しているＦさんです。

Ｆさんは、この臨床試験が終わってからも、身の回りのことはほとんど自分でやり、元気に生活していましたが、七十代になってから介護施設に入所されました。身体活動が低下し、あまりしゃべらなくなったようですが、これは加齢のためだけでなく、おそらく放

射線の後遺症もあるのではないかと思います。

第二章（64～65ページ）でも述べたように、膠芽腫に対する放射線治療は、「患者さんが五年以内に亡くなる」という前提のもとに、脳が耐えられるギリギリの量の放射線をかけるのが一般的です。

長期生存は想定されていないので、Fさんのような場合、放射線の影響がかなり強く出てしまいます。脳の老化にたとえれば、八十代、九十代になって起こるようなことが、もっと早くから起こることもあります。Fさんがあまりしゃべらなくなったのも、そのためではないかと思われます。

評価期間を終えたあとのFさんは、ご主人に付き添われて半年に一度ずつ、欠かさず外来に通ってきていました。コロナ禍のために通院できなくなってからは、ご主人が三ヵ月ごとに、メールでFさんのようすを知らせてくださっています。

医師主導治験として第II相臨床試験を実施

G47Δの有効性を検討する第Ⅱ相臨床試験は、医師主導治験として二〇一五年五月から二〇二〇年四月まで行なわれました。

医師主導治験とは、新薬の実用化に結びつく治験を、製薬企業ではなく医者自らが行なうことで、二〇〇三年施行の旧・薬事法の改正によって可能になりました。ちなみに、旧・薬事法が「薬機法」と名前を変えて施行されたのは、偶然にも、私たちがＦＩＨ試験を終了したのと同じ二〇一四年十一月です。

製造販売承認申請をするために提出するデータは、薬機法に基づく治験のものでなければならないという決まりです。ところが、薬機法における治験は、製薬会社が行なうことを前提としており、医師が行なう治験外の臨床試験は「臨床研究」とされ、治験とは明確に区別されています。つまり、どんなに臨床データがあったとしても、臨床研究で行なった場合は製造販売承認申請のデータとして認めてもらえないのです。そのため、我々はすでに第Ⅰ・Ⅱ相に相当する臨床試験をしているにもかかわらず、製剤化を目指すならば、薬機法に基づく治験を第Ⅰ相からやり直さなければいけないというのが当時のルールでした。

しかし、研究者が主導したとはいえ、臨床研究も患者の参加を得て行なったものであり、Ｇ47Δの場合は、治験薬も同じものを使います。

「同じ治験薬を使うのに、これまで積み上げてきた臨床データが何の役にも立たないというのは、どう考えても不合理です。今回の医師主導治験は、これまでの臨床研究のデータを参考にして、第Ⅱ相から始めていいはずです」

と、私たちは治験の審査を行なう医薬品医療機器総合機構に対して訴えました。前例のないことなので、かなり議論しました。

結果的に、医薬品医療機器総合機構は「第Ⅱ相から始めていいだろう」という見解に達しましたが、条件をいくつか示してきました。

その一つは、G47Δの投与方法を第Ⅰ相臨床試験と同じにすること。つまり、定位脳手術で腫瘍部分に注射器で注入するという方法です。

この方法だと、固まりとして注射針を刺せる標的がなければならないので、対象疾患は残存腫瘍（手術で取りきれなかった腫瘍）か、再発した腫瘍になります。私たちとしては、なるべく早い段階で腫瘍を取ったところにG47Δを打つのが一番効果的だと思っていたので、そういう試験もやりたかったのですが、その場合は治験を第Ⅰ相から始めなければならない、ということでした。

第Ⅰ相から始めれば四～五年余計にかかり、「G47Δの実用化」という目標達成がそのぶん遅れてしまうため、この条件に同意せざるを得ませんでした。

「その代わり、治験が終わってG47Δが有効と確認された段階で、定位脳手術でなければ効かない、などと言わないでください」とお願いしましたが、「それは結果を見てからにしましょう」という答えでした。

このような苦労もありましたが、治験を第Ⅱ相から始めたのは日本では初めてのことで、「新たな道を拓いた」という思いが私たちにはあります。

「有効中止」となった第II相臨床試験

この臨床試験は、初期治療のあとに腫瘍が再発したか、腫瘍が残ってしまった膠芽腫の患者さんを対象としました。FIH試験の対象となった患者さんよりも病状が一歩手前の方々、言葉を換えれば、「予後は悪いが、治療効果が出る可能性のある患者さんたち」です。

患者さんが受けている標準治療（手術後の放射線照射と「テモゾロミド」による化学療法）に、G47Δによるウイルス療法を上乗せします。G47Δの投与方法は、前項で述べたように定位脳手術による腫瘍内投与です。

一定量（1×10^9個）のG47Δを、一回目と二回目は五〜十四日間隔で、三回目以降は四週間間隔で、毎回、腫瘍の異なる部位に繰り返し投与します。投与回数は最大六回で、治療終了後は二年間、患者さんたちの経過を観察します。

　被験者数は三十人を予定していました。また、十三例目の患者さんの治療開始から一年経過した時点でその十三例で中間解析を行ない、試験の中止・継続を判断する計画が組まれていました。これ以上試験をしてもG47Δの効果がないとわかった場合は、この臨床試験そのものを中止し（無効中止）、これ以上試験をしなくても確実に有効だとわかった場合にも中止する（有効中止）、それ以外は試験を継続するという計画で、臨床試験としては一般的です。

　そのためには、有効か無効かを判断する基準をあらかじめ設定しておく必要があります。この臨床試験は、予定されている被験者三十人の四割に当たる十二例が一年生存していれば有効になるという設定で計画されました。この「四割」というのは、ＦＩＨ試験の一年生存率が約四割だったことに基づいています。

　中間解析は二〇一八年七月に行なわれました。

　そして、治療開始後一年間生存した患者さんの割合は、九二・三％（十三例中十二例）という、非常に高い値になったのです。

標準治療の場合、再発した膠芽腫の患者が再発後一年間生存する割合は、一四％ほどです。この数字は、過去に実施された複数の臨床試験結果から算出されたものです。

私たちは、事前に規制当局と話し合い、それよりも少し高い一五％を対照値（試験結果と比較する数値）とする合意をしていました。臨床試験の結果を何と比較して評価するかを決めるときには、一般的にはチャレンジする側（この場合は私たち）が不利になるよう設定され、それを超えれば認めてもらえる、というしくみになっています。

しかし、私たちが出した結果は、対照値の一五％に比べて格段に高く、Ｇ47Δに高い治療効果があることが確認されたのです。

Ｇ47Δによる治療効果の有効性が確実となったため、この時点で、第Ⅱ相臨床試験は「有効中止」となりました。つまり、もうこれ以上試験をしなくても、被験者の四割が治療開始後一年生存するのは確実だ、ということになったのです。臨床試験が有効中止になることはめったにありません。私も他に、このような例を知りません。

有効中止となったため、最終的な被験者の総数は十九人になりました。

この十九人が治療開始後に生存した期間の中央値（※2）は二〇・二ヵ月、治療開始後に一年生存した患者さんは十九人中十六人でした。ＭＲＩ画像上の経過観察二年間における腫瘍縮小の最良効果は、部分奏功が一人、安定が十八人でした。

一方、安全性については、入院の延長が必要となる副作用が出た患者さんは一人のみで、主な副作用としては発熱が十七人と最多でした。定位脳手術でG47Δを腫瘍内に注入すると、ほとんどの患者さんは、腫瘍そのものが腫れて、熱が出ます。新型コロナウイルスワクチンを打ったあと、腕が腫れて発熱するのとよく似ています。

なお、ＦＩＨ試験も含めて、患者さんに抗ウイルス療法薬を投与しなければならないような有害事象はまったくなく、そのようなことを考慮する場面すらありませんでした。

（※2）中央値：数値データを大きい順に並べたとき真ん中に位置する値。データの総数が奇数個なら真ん中に位置する数値（データ総数が二十一個なら十一番目に大きい値）が中央値となる。データの総数が偶数個なら、中央に位置する二つのデータの平均（データ総数二十個なら、十番目と十一番目の数値を足して二で割ったもの）を中央値とする。

三人の患者さんが三年以上生存

第Ⅱ相臨床試験の被験者となった患者さんは、二〇二一年十一月現在、三人が生存しています。経過観察は基本的に三ヵ月ごとに行なっていますが、毎月通院してくる方もいます。三人とも治療開始から三年以上経過していますが、再発の兆しは見られません。

この臨床試験では、G47Δの投与回数が患者さんによって異なり、最大回数の六回を投与した方は、十九人中十二人でした。六回投与しなかった理由はそれぞれで、腫瘍が小さくなって投与をやめた患者さんもいますし、病気が進行して試験を続行できなくなった方もいます。

たとえば、Hさん（二十代・女性）は、膠芽腫の進行が非常に早く、三回目の投与のあと、試験を続行できなくなりました。臨床試験では、効果がみられない薬をいつまでも続けるわけにはいかないので、必ずこのような設定になっているのです。

投与の中止が決定する頃から、Hさんは「もう治療はいいです」と言いはじめ、ご両親も「最期は娘の自由にさせてやりたい」とおっしゃっていました。本人もご家族も、はじめから半ば諦めていたのかもしれません。

Hさんは、あまり熱心に通ってこなくなりました。どうしているのだろうかと案じていましたが、本人とは直接連絡もつかず、最後は地元の病院で亡くなったとご両親から聞きました。

一方で、治療がうまくいっていた患者さんが事故で急死されたこともありました。

Iさん（五十代・女性）は、G47Δが非常によく効き、「これは治癒するのではないか」と思うほどでした。ところが、六回目の投与を終えて十九ヵ月経ったあと、自宅で入浴中に、湯船の中で亡くなってしまったのです。

入浴中の溺死は、脳腫瘍の患者さんに時々あることです。私の患者さんのなかにも、そういう方が複数いました。

膠芽腫に限らず、脳に腫瘍ができたり転移したりすると、患者さんは意識障害の症状の一つとしてすぐ眠るようになったり、てんかん発作を起こしたりすることがあり、入浴中に意識を失う確率が普通の人よりずっと高いのです。

そのため、医者はしばしば、「入浴するときはお湯を胸よりも高い位置に入れないでください」「湯船を浅くするなどして、身体が滑って沈み込んでも鼻と口が出るようにしてください」「できれば誰かに見守ってもらいながらお風呂に入ってください」などと、患者さんや家族に警告しています。

治癒も期待されていただけに、Iさんの不慮の死は本当に残念なことでした。

ご主人は大きなショックを受けたにもかかわらず、Iさんが亡くなるとすぐに連絡してくださり、病理解剖をするためにご遺体を東大医科研病院まで連れてきてくれました。

この臨床試験では、亡くなった患者さんのご遺族が病理解剖を申し出てくださった例がいくつもありました。臨床試験に参加できたことから、そのような義務を感じ、「医学の進歩のために」と決断してくださったのだと思います。

二重盲検法の問題点

少し専門的になりますが、ここで臨床試験の手法についても触れておきたいと思います。この臨床試験は、対照群のない「オープンラベル」で行ないました。オープンラベルとは、被験者がどのような治療を受けているか、被験者本人も医師も知っている状態で行なう臨床試験のことです。ヨーロッパでは近年、このオープンラベルが行なわれる方向になっています。

一方、日本やアメリカで多く行なわれているのは、「二重盲検法」という方法です。この方法は、被験者を治療群（臨床試験の対象である新しい治療を受ける群）と対照群（一般的に行なわれている標準治療を受ける群）に分けて臨床試験を行ないます。被験者は、くじ引きなどで無作為に治療群と対照群のどちらかに振り分けられますが、どちらの群に振り分けられたのかは、臨床試験を行なう研究者にも被験者にも、わからないようにします。

これは研究者や被験者が、試験をする薬や治療法の効果を実際より高く（あるいは低く）評価する可能性を、排除するためと考えられています。

この方法の場合、有効成分が含まれていない薬剤を飲んだ場合にも症状の改善や副作用が出る「プラセボ効果」などの影響を排除するメリットがある反面、被験者が自分の受けている治療を知らされないデメリットもあります。

アメリカで二重盲検法が主流であるのには、医療事情も影響しています。

アメリカでは国民の多くが健康保険に入っておらず、入っていたとしても健康保険でカバーされる治療はごく一部なので、がんの治療など高額な医療費が必要な場合は、標準治療さえ受けられない人がほとんどです。そういう人たちが臨床試験の被験者になれば、少なくとも標準治療は受けられます。これは患者さんにとって非常に大きなメリットになるので、対照群を設けた二重盲検法ができるのです。

日本でも、「二重盲検法こそが臨床試験の王道だ」と考える研究者は少なくありません。もちろん、二重盲検法が適した臨床試験もあるとは思います。他方で、アメリカに追いつき追い越せと研究を続けるうち、アメリカのやり方が正しいと思い込み、二重盲検法を無批判に取り入れているケースも見受けられます。

しかし、日本では国民皆保険制度が確立されているので、臨床試験に参加しなくても標準治療ならば受けられます。患者さんは、標準治療が効かないがゆえに、「新しい治療法なら命が助かるかもしれない」と、藁にもすがる気持ちで臨床試験に参加するのです。

しかも、悪性脳腫瘍のように標準治療では治らない病気の場合、対照群は「必ず死んでしまう群」と同じです。自分がどちらの群に入っているかどうかさえ知ることができないというのは、倫理上、非常に大きな問題があります。特に膠芽腫の場合、臨床試験で対照群に入りたいと思う患者さんは一人もいません。自分が対照群に入ったと知ったら、おそらくみな被験者になることを辞退し、臨床試験そのものが成立しなくなってしまうでしょう。

そのような試験に二重盲検法を取り入れて対照群を設けることは非人道的で、少なくとも日本にはなじみません。もし、致死的な病気の新薬開発において、「アメリカのように対照群を設けなければダメだ」と主張する人がいるとしたら、その人は患者さんの立場にまったく立っておらず、日本の実情に合った新薬開発というものを知らない、と言わざるを得ません。日本には日本のやり方があるのです。

さらに言えば、私たちの臨床試験では、被験者の頭に孔をあけて腫瘍に注射針を刺し、

G47Δを注入する手術をしなければなりません。このような試験に対照群があるとしたら、いったい何を注入すればいいのか、という問題もあります。被験者全員にG47Δを注入するしかあり得ないわけです。仮に、対照群として「手術をしない群」を置いたとしても、「自分は手術をされなかった」という事実から、被験者には対照群に入っていることがわかってしまうので、二重盲検法は不可能になります。

悪性脳腫瘍の患者さんに対する対照群を用いた新薬の臨床試験は、対照群とされた患者さんにとっては「死」を意味します。そのため、日本では倫理上、絶対に成り立ちません。どのように治験を立案すべきかは、病気や医薬品に応じて柔軟に変える必要がある。そう考えて、この臨床試験は対照群のないオープンラベルとしたのです。

第Ⅲ相試験を経ずに承認申請へ

通常、治験は第Ⅲ相まで実施されますが、私たちの場合は第Ⅱ相試験が有効中止となったあと、第Ⅲ相試験を行ないませんでした。G47Δが「希少疾病用再生医療等製品」に指定されていたからです（ウイルス療法は、薬機法で再生医療等製品に分類されています）。

希少疾病用再生医療等製品とは、医療上の必要性が高いにもかかわらず、患者さんの数が少ないために治療法の研究開発が十分に進んでいない病気に対する薬などのことです。薬機法に基づいて、指定基準（※3）に合うものを厚生労働大臣が指定します。

指定を受けると、国による製薬企業への研究開発費の一部援助、製薬企業に対する税制措置などとともに、治験を第Ⅲ相までやらなくてもよい、という支援措置も与えられます。

第Ⅲ相試験を実施するためには多数の被験者の参加が必要になりますが、希少がんの場合は患者さんの数が少なく、そもそも第Ⅲ相試験を行なうこと自体が困難です。そのため、希少疾病用医薬品もしくは再生医療等製品の指定を受けて、第Ⅱ相試験までで有効性を確認することがしばしばあります。

G47Δが希少疾病用再生医療等製品に指定されたのは、二〇一七年七月です。これによって、第Ⅱ相試験で有効中止になるような薬であれば、第Ⅲ相試験を行なわずに製造販売の承認申請ができる、という流れになっていたのです。

結果として、第Ⅱ相試験は有効中止となりました。有効中止になるのは、むしろ珍しいことですから、規制当局も「承認申請は当然オーケーだ」という反応でした。

こうして、G47Δは実用化に向けて大きな一歩を踏み出しました。

（※3）希少疾病用再生医療等製品の指定基準：対象患者数が日本において五万人未満で

あること。重篤な疾病で適切な代替治療法がなく、既存の医薬品・医療機器・再生医療等製品と比べて著しく高い有効性や安全性が期待され、特に医療上の必要性が高いこと。対象疾病に対して使用する理論的根拠があり、開発計画が妥当と認められること。

「鉄人28号」が名前の由来

我々は厚生労働省への承認申請に向けて、G47Δの国際一般名を取得しました。医薬品には、製品名と国際一般名という二つの名前があります。国際一般名は、薬の有効成分を示す世界共通の名前です。

G47Δを用いたウイルス療法薬の国際一般名は、「テセルパツレブ（teserpaturev）」といいます。

第四章で、G47Δの名前の由来をご紹介しましたが、ここで、「テセルパツレブ」の名前の由来をご紹介しましょう。

薬の名称には、耳慣れないものも少なくありませんが、実は一定のルールに基づいて付けられています。薬の名の由来を知ると、その薬がどんな薬かもイメージできるようになっているのです。

国際一般名は、世界保健機関（WHO）のルールに基づいて、開発者が最大六つまで候補を出すことができます。それらをWHOが検討し、最終的にはWHOが決定します。

我々がG47Δの国際一般名を申請した頃は、遺伝子治療薬は一般に二語からなっていました。たとえば、「イムリジック」は、皮膚がんの一種である悪性黒色腫（メラノーマ）の治療薬で、第二世代のがん治療用ヘルペスウイルスであるT-VEC（前身はOncoVEX）の製品名にあたり、これまで先進国で唯一実用化されたウイルス療法薬です。その国際一般名は「タリモジンラヘルパレプベック（talimogene laherparepvec）」といいます。二〇一五年十月にFDA（アメリカ食品医薬品局）から承認されました。

この薬は、ヘルペスウイルスを用いた遺伝子治療薬です。WHOのルールでは、遺伝子治療薬の国際一般名の一語目には「～ジン（gene）」と付ける決まりでしたので、この薬にも「タリモジン（talimogene）」に「gene」が入っています。また、二語目の「ラヘルパレプベック（laherparepvec）」の「herparepvec」は、増えることができるヘルペスウイルスを使っていることを意味します。どういうウイルスを使っているか示すことも、WHOのルールなのです。つまり、国際一般名で自由になるのは、これらの前の部分（talimo や la）だけ、ということになります。

この前例にのっとり、私はG47Δの国際一般名として、六つの候補をWHOに提出しました。

「gene」の前には、私の苗字「藤堂（Todo）」と「東大（Todai）」を掛けた「todigene」や、私の名前「具紀（Tomoki）」と「明日（tomorrow）」に掛けた「tomogene」などの案を出しました。候補の六つ目には少し遊びを入れて、「tetsugene（テツジン）」としました。「〜ジン（gene）」と付ける決まりなので、日本人だけがわかるものも一つ入れたいなと思い、横山光輝さんの漫画「鉄人28号」からとった名前にしたのです。

「herparepvec」の前には免疫学（immunology）の「im」をつけた「imherparepvec」や日本（Nippon）の「ni」を付けた「niherparepvec」の二つの案を提出しました。

これらの候補をWHOに送ると、三ヵ月ほどして、次のような返事が届きました。

「G47Δに遺伝子治療薬の命名ルールを用いるのはやめました。ウイルス療法薬については、新たな命名ルールをこれから決めますが、今回は、あなたが提案した六つの候補を参考にして、〝teserpaturev〟という名前に決めました」

そして、その根拠として、「六番目の候補を参考にしました」と書かれていました。

「〜ジンと付ける決まりなら、テツジンって面白いじゃない？」と遊び心で考えた「tetsugene」が、思いがけなく採用されたのです。

ＷＨＯの手紙には、「teserpaturev」が何を表しているかの説明も書いてありました。最初の「tes」は六番目の候補の「tetsugene」からとったこと。次の「erpa」はヘルペスを表していること。その次の「tu」は腫瘍に対する薬であること。最後の「rev」は治療用ウイルスを意味すること……。

ここまで詳細に書いてあるということは、このときにはすでに、ヘルペスウイルスを用いた腫瘍に対する治療薬には「erpaturev」と付けることが決まっていたのかもしれません。今後、ヘルペスウイルスを用いたウイルス療法薬は、最初の数文字以外は全部同じ「erpaturev」になるはずです。

ＷＨＯがなぜ、Ｇ47Δに遺伝子治療薬の命名ルールを用いることをやめたのかはわかりませんが、「ウイルスそのものが薬になるという、新しい医薬品の分野が生まれたようだ。今後はこういう申請が増えるだろう」と考え、新しい命名ルールをつくることにしたのかもしれません。名前一つにも、医学の新しい流れが反映されるのです。

一方、Ｇ47Δの製品名は「デリタクト注」。「はじめに」でも述べたように、「注」は注射薬であることを示しています。「デリタクト」には、「Ｇ47Δがアクトする（作用する）」

という意味が込められています。本当は「デルタアクト（Δ+act）」にしたかったのですが、日本では、医薬品の製品名に意味のある言葉を使ってはいけないことになっているため、「デリタクト」に落ち着きました。

ほかにも、他の医薬品の製品名と似たものはダメ（薬の取り違えを防ぐため）、全世界の他の製品と同じものもダメ（製薬企業は新薬を出すとき、当然、登録商標を取るので）など、いろいろな制限があるので、製品名を考えるのはとても大変です。

G47Δの場合、「47」も「Δ」も使えないので、「デルタ」を「デリタ」と変えた「デリタクト」が候補に挙がり、同じ名前のものはないか日本語や英語などさまざまに検索したところ、出てこなかったので「デリタクト」を申請し、これが採用されたのでした。

苦しまぎれの命名のように思われるかもしれませんが、ものの名前は、その内容をイメージできるほうが覚えやすいはずです。「G47Δがアクトする」ことを表すこの名前は、その意味ではよかったのではないかと思っています。

多くの課題を抱えての承認

長い年月をかけて開発したG47Δの実用化は、「はじめに」で述べたように大きな反響を呼びました。開発者としては喜ばしい限りです。脳腫瘍の患者さんからの期待は言うまでもなく非常に大きいのですが、その一方で、今後の課題もたくさんあります。

今回の承認には、医療現場に即しているとは言えないような制限がかなりかかっていて、以下に述べるように、悪性神経膠腫の患者さん全員が「デリタクト注」を保険で使えるようにはなっていないのです。

①放射線と化学療法の治療歴が必要

まず、「デリタクト注」を使うには、放射線治療と「テモダール」という化学療法薬の治療歴があることが条件となっており、それ以外の患者さんには使うことができません。「デリタクト注」の適応対象となるのは、悪性度が高いグレードⅢとグレードⅣの悪性神経膠腫です。しかし、グレードⅢの患者さんについては、必ずしも放射線治療を先にやるとは限りません。

脳に放射線をかけると、腫瘍だけでなく、正常な神経細胞も少なからず傷つけてしまいます。人間は年をとれば必ず神経細胞が減っていきますが、放射線をかけるとその時期が早まってしまうのです。端的に言えば「早くボケてしまう」ことになります。そのため、脳腫瘍の放射線治療は原則として一回しかできません。ですから、医者は「放射線治療はできるだけあとにしたい」と考えています。

当然ながら患者さんは、「可能ならば放射線治療よりも先にウイルス療法をやりたい」と、思うでしょう。ところが、今回の承認では、それができない条件になっているのです。

②脳幹の悪性神経膠腫は適応対象外

ウイルス療法を希望する悪性神経膠腫の患者さんすべてが、「デリタクト注」を使えるようにしたい。言うまでもなく、私たちはそう考えていました。

しかし、承認の当否を決める最後の審査で、脳幹の悪性神経膠腫は適応対象外となってしまいました。「脳幹に針を刺すなんてとんでもない。手技が確立していない」という意見が、医薬品医療機器総合機構の専門協議で「専門委員」から出されたからです。

62ページでも述べたように、脳幹には触ってもいけないとされていたのは昔の医学です。私は患者さんの病理診断をするとき、定位脳手術で脳幹に針を刺して生検組織を取っています。脳外科医でそれをやったことのある人にとっては、脳幹に「デリタクト注」を投与するのは、それほど大変なことではありません。

年間約二一〇〇例にのぼる小児がんのうち、脳腫瘍は白血病（三八％）に次ぐ第二位の罹患率（一六％）です。なかでも、脳幹の悪性神経膠腫は子供に多く、この章の冒頭で紹介したDさんも、そのために小学校五年生のとき命を奪われました。

G47Δは、Dさんのような患者さんからのニーズが高いので、なんとしてでも脳幹の悪性神経膠腫に使えるようにしようと、厚生労働省と意見交換をかなりしましたが、最終的に脳幹は除外されてしまいました。

そのため、子供の患者さんの多くが、この薬を使えなくなってしまったのです。ニーズがそこにあり、標準治療では九ヵ月ほどで亡くなってしまうのに——。

厚生労働省とのやりとりで、私は「脳幹の悪性神経膠腫を除外するようなことをしたら、あとで混乱を招きますよ」と何度も説得を試みました。実際に今、脳腫瘍の子供を持つ多くの親が、対象にならないことにショックを受け、混乱しています。

脳幹への「デリタクト注」の投与は、脳幹の悪性神経膠腫をそのまま放置するリスクに比べれば、投与する手技的なリスクの方が圧倒的に低いことになります。現場を知る者としては、もし仮に脳幹に針を刺すことにリスクがあったとしても、「うちの子にウイルス療法を受けさせて」と、親御さんは言うと思うのです。そうしなければ、我が子の病気はどんどん悪くなっていき、九ヵ月ほどで亡くなってしまうのですから。

けれど、現段階ではそれは許されず、今後の新たなデータを待つしかありません。

③テント下の病変に対しては臨床試験が必要

大脳と小脳の間には、「テント」という硬い膜があります。テントの上には大脳があり、下には脳幹と小脳があって「テント下」と総称されています。

「デリタクト注」は、テント下の病変に対しては、製造販売承認後に改めて臨床試験をやらなければ使用できません。私たちはこれに反対し、テント下にも適応されるよう主張したのですが、結局、臨床試験をせざるを得なくなりました。

承認後、テント下の病変を持つ子供の親から、「臨床試験はいつやるのか」「被験者に入りたい」という問い合わせが数多く寄せられました。

この反響を受けて、厚生労働省からは「子供も臨床試験に入れたらどうか」という意見も出てきましたが、残念ながらそれはできません。子供の場合は、大人であれば局所麻酔でできる手術も全身麻酔で行なう必要がありますし、ＭＲＩなどの検査のたびに、動かないように眠らせる必要があるので、大人と同じ基準で安全性を評価することができません。病棟も小児病棟が必要となり、小児科との連携が必須となります。子供は身体の大きさだけでなく、薬を吸収する力、分解する力、排泄する力なども大人と違います。また、薬の効果と副作用の出方も必ずしも同じではないかもしれません。

ですから、子供を大人と同じ土俵に上げて一緒に臨床試験をしても、安全性や有効性を評価することはできません。大人で臨床試験をして、大人で大丈夫だったら子供でも大丈夫だろうという推定のもとに、子供にも慎重に使用しはじめるしかないのです。

ほかにも課題は多く、「希望する悪性神経膠腫の患者さんすべてにウイルス療法を」という目標を達成するまでの道のりは、まだまだ遠いと言わざるを得ません。なかでも、いちばん問題になると思われるのが、子供の患者さんたちなのです。

第六章
日本への提言

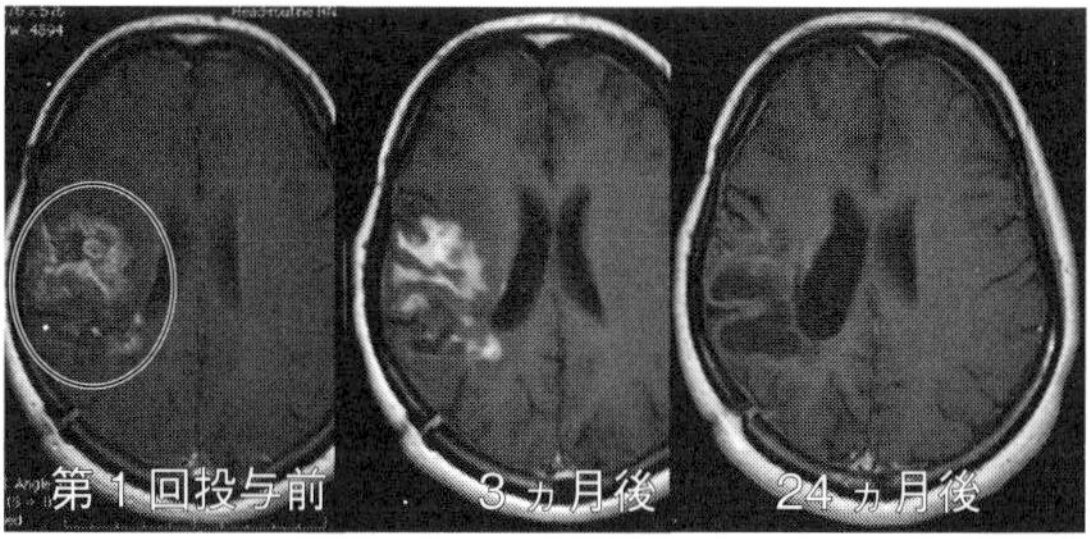

G47Δで腫瘍が消えた

アカデミア主導の臨床開発

G47Δの開発は、一貫してアカデミア（大学・研究機関）主導で行なわれました。ウイルスゲノムの設計、培養細胞や動物を用いた安全性や有効性の試験、臨床試験に用いる治験製品の大量製造方法の開発と国際基準での製造、臨床試験等々、すべてをアカデミア単独で行ない製造販売の承認に至った医薬品は、これまで日本にはありませんでした。

そもそも日本では、製薬企業が医薬品の開発を一から十まで行なうことが前提とされています。薬機法も、この前提に基づいてつくられた法律です。

しかし世界を見れば、創薬の担い手は大きく分けて製薬企業とアカデミアの二つになっています。そして、画期的な新薬が生まれる重心は、製薬企業からアカデミアに移っているのです。これは薬の開発方法の変化が関係しています。

それをひとことで言うと、「化学医薬品からバイオ医薬品へ」という流れです。

バイオ医薬品とは、遺伝子組換え技術や細胞培養技術などのバイオテクノロジーを用いて創製される医薬品です。化学医薬品が化合物の化学合成によって製造されるのに対し、バイオ医薬品はタンパク質や哺乳類細胞、ウイルス、バクテリアなどの生物に由来する物質から製造されます。バイオ医薬品は一九八〇年代から開発されてきましたが、近年、技術進歩とともに新薬開発が加速しています。

バイオ医薬品が登場する前の「新薬」とは、すなわち、化学医薬品を意味しました。化学医薬品の新薬開発の常道は、数千から数十万ある新薬候補の化学化合物のなかから、ターゲットとする病気の改善に最も効果のある化合物（リード化合物）を何種類か選び出し、さらにそのなかから、より効果が高く最も副作用の少ない化合物を見つけて薬効と安全性を高めていき（リード化合物の最適化）、それを臨床試験で評価する、というものでした。

このやり方であれば、研究対象は化合物に絞られるため、製薬企業の研究所で行なうことができます。治験（薬機法に基づく臨床試験）も、基本的に製薬企業が実施していました。製造や開発にかかるコストも一企業で負担することができたのです。

ところが、バイオ医薬品の登場により、創薬に必要な研究の対象には化合物だけでなく細胞や遺伝子なども含まれるようになりました。研究の対象が飛躍的に増えたために、新しいバイオ医薬品の場合は、創薬のノウハウから開発しなければならず、一製薬企業の研究所では対応しきれなくなったのです。製造・開発にかかるコストも巨額になってしまいました。企業は利益を出し続けなければなりませんから、画期的なアイデアに基づく新薬開発であればあるほど、手を出しづらくなってしまったのです。

それに対し、大学や研究機関は、研究そのものが目的ですから、さまざまな素材や創薬開発にチャレンジできます。

その結果、欧米の製薬企業は、「アカデミアのなかでアプローチしている研究者でないと、こんな広い領域は探索できない」と考えるようになりました。

実際、欧米のメガファーマ（大手製薬企業）は、かなり早い段階から、「自分たちで一からコツコツ新薬を開発するよりも、完成品に近いものを買うほうが安上がりだ」という方向にシフトしていました。今や欧米では、アカデミアから出てきた創薬の新しい技術をベンチャーが開発し、最終的に製薬企業がそれを買うという流れが当たり前になっています。

新型コロナウイルスワクチンの開発も、米国内の複数の大学で研究を重ねてきたハンガリー出身のカタリン・カリコ博士を支援してきたドイツの「ビオンテック」（ワクチンの要となる技術を生み出し、後にメガファーマのファイザー社と提携）や、ハーバード大学の研究者が中心となって立ち上げた「モデルナ」（アメリカ）といったバイオベンチャーが手がけました。

ところが日本では、欧米のようなアカデミアとバイオベンチャーによる遺伝子治療技術の共同開発は、さまざまな制約があるために、ほとんど不可能というのが現実です。たとえば、欧米では開発者である大学の教授が自らベンチャーを立ち上げて社長になり、そのベンチャーで投資を募って資金を集めることが当たり前になっているのですが、東大では私が社長になることは禁じられていますし、大学の給料以上には報酬をもらってはいけない制度になっている（ただし経済活動による収入はよい）ので、事実上できないのです。

　第三者が、アカデミアの研究に共感してベンチャーを立ち上げるとなれば別ですが、開発者と同じかそれ以上に知識を持ち、かつ思い入れをもって研究・開発に取り組むということは、まず考えにくいでしょう。

　さらに、アメリカでは投資を集めやすい文化があります。実績のあるベンチャーならば、支援する投資家が現れ、一回の臨床試験に必要な三十億円ぐらいの資金を比較的容易に集めて開発を始めることができます。ところが、日本では投資による資金も集まりにくい。ベンチャーキャピタル（未上場企業に出資を行なう投資会社）でさえ一回の投資額は三千万円くらいですから、十社集めても三億円程度にしかなりません。ですから、日本では欧米式の開発はできないのです。

ウイルス療法薬でいえば、二〇一五年にアメリカで承認された「イムリジック」（皮膚がんの一種であるメラノーマが対象。２１４ページ参照）の場合、製薬企業のアムジェンが、「イムリジック」の開発をしていたベンチャーを五百億円で買い取り、さらに五百億円の開発資金を出しました。それほど新しいバイオ医薬品の開発にはお金がかかるのです。

その意味で、Ｇ47Δの実用化は、日本におけるアカデミア主導創薬の成功例と言えるでしょう。これまでアカデミア発でゴールまで行くという流れがなかった日本に、一つのルートを切り開いた意義は大きいと自負しています。

革新的医療技術の大半がアカデミアから生まれている世界的な趨勢のなか、Ｇ47Δの実用化が、日本でアカデミア主導の創薬を成功させる道筋を示すモデルケースとなり、後に続く人たちが素晴らしい成果をどんどん出していくことを、心から願っています。

他方で、同様の成功例が簡単に出てくるだろうか、との懸念も私にはあります。というのも、Ｇ47Δの実用化にあたって、本来の研究開発のほかに、研究費集めのための申請書や報告書の作成、製薬企業とのやり取りなどに忙殺されていたからです。年がら年中書類を書き、製薬企業の社員百人分ぐらいの仕事を一人でやっていたような気がします。

　これまで述べてきたように、医薬品・医療機器の開発に関する日本の制度は、もともと製薬企業主導を前提としているので、アカデミアが最初から最後まで開発を主導するなどということは、「想定外中の想定外」なのです。

　第五章で紹介した「医師主導治験」も、比較的最近になってできたものです。私たちもG47Δの第Ⅱ相臨床試験でこの制度を利用しました。しかし、この制度は本来、アカデミアが医薬製品をゼロから開発することを想定した制度ではありません。もともとは製薬企業がある疾患を対象としてすでに薬にしたものを別の疾患に適応拡大する場合や、外国では承認されているが国内では未承認の医薬品・医療機器について評価する場合などを想定してつくられたしくみなのです。

　これから日本でアカデミア発の創薬を発展させるには、研究者のサポート体制の充実や製薬企業の参画を促す制度の後押しが不可欠です。

製薬企業の参画を促した「国のお墨付き」

　アカデミア発の創薬として、G47Δはさまざまな壁にぶち当たりました。しかし、実用化に向けて前進した背景には、近年できた二つの制度の後押しがありました。

一つは、「先駆け審査指定制度」です。この制度は、一定の要件を満たす画期的な新薬などを、開発の比較的早い段階から対象品目に指定し、製造販売承認についての相談や審査で優先的な取り扱いをする制度です。G47Δが対象品目に指定された当時（二〇一六年二月）は厚生労働省の制度でしたが、現在では法制化され、「先駆的医薬品等指定制度」という名称になっています。

この制度の対象品目に指定されるためには、治療薬の画期性、対象疾患の重篤性、対象疾患に対するきわめて高い有効性、世界に先駆けて日本で早期開発・申請する意思、という四つの要件を、すべて満たす必要があります。

つまり、対象品目に指定されれば、「生命に重大な影響のある重篤な病気に非常によく効く、世界でも他に類のない薬」というお墨付きを、国からもらったようなものです。

しかも、指定されると、製造販売の承認申請前に審査が始まります。開発中から審査が先に進んでいるので、申請すれば半年後には承認されるのです。

この二点は、製薬会社の参画を促す、大きな動機付けとなります。

そこで、まだG47Δを製造販売する製薬企業が決まっていなかった頃、私はこの指定を受けようと、単独で申請書を書いて厚生労働省に申請しました。当時、先駆け審査指定制度の応募要項には「品目に対する指定」と書いてあったので、G47Δを申請品目とし、申請者の欄に自分の名前を書きました。

ところが、「製薬企業と一緒でないと承認が受けられません」と言われてしまいました。

「そんなこと、応募要項のどこにも書いてないじゃないですか」と言うと、「書いてないけれど、この制度は製薬企業が申請することを想定しているので、先生だけでは申請できないんです」という答えでした。

対象品目に指定されれば、製造販売承認の申請前に審査が行なわれる。その審査をするためには、製造販売の承認申請をする者、つまり製薬会社が決まっていなければならない。だから、今回の対象品目の申請も製薬企業と一緒でないとダメ――という説明でした。

要するに、先駆け審査指定制度の対象品目に指定されたいなら、製造販売する製薬企業を先に見つけてこなければならない、ということです。

「でも、指定してくれればそれがお墨付きになるわけだから、製薬企業は乗ってきますよ。だから指定を先にしてください」と食い下がりましたが、結局、アカデミア単独での申請ではダメという結論は変わりませんでした。

その頃の私は、ほとんどすべての日本の大手製薬企業に、一度はG47Δの臨床開発の話を持ちかけていました。そのすべてに一度は断られていましたが、そのなかで比較的興味を持ってくれていたいくつかの企業に先駆け審査指定制度の話を持っていき、二社が関心を示してくれました。そのうち、早く決断してくれた第一三共株式会社と、G47Δの先駆け審査指定申請を共同で行なうことになったのです。実際には、私の作成した申請書に第一三共が名前を追加しただけでしたが。

先駆け審査指定制度は、二〇一五年度から四年間試験的に実施され、その後制度化された、比較的新しい制度です。この制度ができたことが、第一三共の参画を促すきっかけになったことは間違いないと思います。

市販後の検証で実用化がスピードアップ

先駆け審査指定制度とともに、G47Δの実用化にプラスに働いたもう一つの制度は、「条件及び期限付承認」というものです。これは、日本発の医薬品を世界と同じ速さで承認するために必要な制度です。

条件及び期限付承認制度は、旧・薬事法が大幅に改正されて今の薬機法になったときにつくられました。

旧・薬事法の製品分類には「医薬品」と「医療機器」という二つのジャンルがありましたが、薬機法に改正されるとき、「再生医療等製品」が設けられることになり、それにともない、条件及び期限付承認制度も新たにつくられることが決まりました。

その段階で、日本遺伝子細胞治療学会が「遺伝子治療もそこに入れてください」と交渉し、ウイルス療法を含む遺伝子治療は、「再生医療等製品」に含まれることになりました。

もともとこの制度は、大勢の患者さんを対象とする臨床試験ができない再生医療等製品、特にiPS細胞を念頭に置いてつくられたものです。一定の有効性が推定され、安全性が確認できる治験データを提出すれば、特別に早く製造販売が承認され、その後は市販しながら一定期限内に有効性・安全性に関するデータを集めて検証していきます。その結果、有効となれば、「本承認」となります。この制度で設定される条件と期限は、製薬企業に課されるものなので、患者さんの立場からは通常の承認と何も変わりません。

G47Δは、七年の期限内に、使用するすべての患者さんを対象に、有効性と安全性を検証することを条件に承認されました。七年というのはこの制度の最長期限ですが、他の再生医療等製品もたいてい七年に設定されています。

また、日本では基本的に、脳腫瘍のような重篤な病気の場合、手術をした医者が患者さんを最期まで見ていきます。このような国は世界でも稀ですが、そのために新薬の市販後調査を詳細に行なうことができるのです。その意味でも、少数の被験者によるデータで新薬を承認して市販後に検証していくこの制度は、日本においては非常に理にかなった方法だと思います。

じつは、我が国にこの制度ができたあと、アメリカにも似たような制度ができました。日本とは医療事情がまったく違うアメリカでも「これはいいやり方だ」と思われ、真似されているのです。

一方で、この制度のもとでは、市販後に有効性や安全性を検証していく過程で、実際に使ってみたらあまり効かなかったとか、治験ではわからなかった副作用が確認されたといった製品も出てくることが考えられます。

しかし、標準治療では治らない、余命が限られた患者さんからすれば、一日でも早く新しい治療を受けたいという切実な思いがあります。製造販売が承認されれば、保険が適用されるわけですし、希望しない場合はその製品や治療法を選択しなければよいだけですから、病気や医薬品によっては、承認されたあとに検証するほうがよほどいいのです。

日本はなぜ世界に遅れをとったのか

　バイオ医薬品のなかでも、遺伝子組換え技術を用いた遺伝子治療薬の発展にはめざましいものがあります。世界で初めて遺伝子治療の臨床試験が実施されてから三十年以上が経ちましたが、その間に技術は格段に進歩し、遺伝子治療薬の実用化が進んでいます。

　新型コロナウイルスワクチンも、その一つです。

　ファイザー社とモデルナ社のワクチンは、新型コロナウイルスのスパイクタンパク（ウイルスの表面にある突起状のタンパク質）の遺伝情報をコピーしたｍＲＮＡ（メッセンジャーＲＮＡ）というリボ核酸を、ヒトの細胞内へと運びます。アストラゼネカ社のワクチンは、ヒトの体内で増殖できないようにしたチンパンジーのアデノウイルス（風邪の主要病原となるウイルス）をベクター（運び屋）として用い、スパイクタンパクの遺伝子を、ヒトの細胞内へ送るタイプです。

　これらのワクチンを接種すると、細胞内に入った遺伝情報からスパイクタンパクがつくられ、これに対する免疫が誘導されるので、本物の新型コロナウイルスが体内に入ってきたとき発症しにくくなる、というしくみです。

　新型コロナウイルス感染症が世界中で流行しはじめたとき、欧米のベンチャーや製薬企業がいち早くワクチンを実用化できたのは、「遺伝子治療は今後発展する」という予測のもと、他の病気の治療薬として早くから開発に力を注ぎ、実用化の大枠ができていたからです。そこに新型コロナウイルス感染症の大流行が起こったため、ワクチンの生産にシフトし、すでに準備を進めていた治験や生産体制の整備などを同時並行的に行ない、異例の早さで実用化することができました。

日本がワクチンの開発や実用化に出遅れた最大の理由は、これまで遺伝子治療分野に力を入れてこなかったからです。その結果、欧米に大きな差をつけられてしまったのです。

そして、次項で述べるように、これはワクチンに限った話ではないのです。

遺伝子治療臨床研究の加速化を阻む三つの規制

遺伝子治療の開発は、当初、単一遺伝子疾患（ある特定の遺伝子の変異によって起こる病気）の治療を目的としていましたが、現在では世界の遺伝子治療臨床試験の三分の二が、がんを対象としています。

いまや遺伝子治療は、がんや感染症ワクチンなど、日本国民の大多数が対象となる時代になっているわけです。

しかし、この分野における我が国の臨床研究は、欧米に比べてかなり遅れています。近年の臨床試験の累積数に占める国別の割合を見ると、アメリカがトップで全体の六一・三％、次いでイギリスが七・七％、ドイツが三・五％です。日本はというと、わずか一・六％にすぎません。アジアでは中国が六・五％と健闘しています。

この差は、日本では欧米のように遺伝子治療の研究開発を迅速に進められる環境が整備されていないことに起因しています。たとえば、アメリカではＦＤＡ（食品医薬品局）による治験薬投与の申請承認一つで臨床研究を開始することができます。一方、日本で遺伝子治療の臨床研究を実施するには、次の三つの関門をクリアしなければなりません。

①臨床研究法にのっとった認定審査委員会の審査と、厚生労働省への報告。

②遺伝子治療等臨床研究に関する指針（以下、「指針」と表記）にのっとった遺伝子治療臨床研究に関する審査委員会の審査、厚労省科学審議会再生医療等評価部会の承認、厚生労働大臣の承認。

③いわゆる「カルタヘナ法」にのっとった第一種使用規程と生物多様性影響評価書の審査、厚労省再生医療等評価部会の承認、厚生労働大臣・環境大臣の承認。

日本で遺伝子治療の臨床研究を行なうには、それぞれ異なる法律や指針による三つの規制に対応しなければなりません。国際競争が激化するなか、これでは世界に先んじて臨床開発を進めることが非常に難しくなってしまいます。

①の臨床研究法は二〇一八年に施行されました。遺伝子治療の臨床研究に必要な実施手順や実施体制は、おおよそ臨床研究法でカバーされているので、本来なら②の「指針」に基づく審査や承認は不要のはずです。そのため、日本遺伝子細胞治療学会は二〇一九年に「指針」の廃止を求める要望書を内閣府に提出しました。しかし、同年に「指針」の改正があり、現在では、臨床研究法の上に「指針」を位置付けるという不合理な運用がなされています。

我が国は、「日本発」の開発に対して、自ら三重苦の足枷《あしかせ》を課しているのです。なかでも最も大きな足枷になっているのは、次項で述べる「カルタヘナ法」です。

世界中で日本だけがやっているおかしなこと

「カルタヘナ法」（※1）は、遺伝子組換え生物の輸出入規制に関する国際条約（カルタヘナ議定書）に対応して制定された、日本独自の法律です。

この国際条約は、生物多様性（自然環境）の保護を目的としています。たとえば、遺伝子組換えトウモロコシを輸入している国で、いつのまにか、野生のトウモロコシが遺伝子組換えトウモロコシに置き換わってしまうようなことがないよう、遺伝子組換え生物の取り扱いに一定の規制を設けているわけです。

本来の目的は自然環境の保護なので、この国際条約には、遺伝子組換え生物を用いた医薬品の開発は対象から除外することが明記されています。国際条約を批准した国々でも、これに対応した国内法で、医薬品を規制の対象外としています。

ところが、日本の「カルタヘナ法」だけは、医薬品も規制の対象としているのです。そのため、臨床試験の際に、次のような問題が生じています。

①被験者の身体から排出される遺伝子組換え生物などが環境中へ拡散しないよう、被験者を管理、場合によっては個室の病室で管理し、必要な検査をしなければならない。

②①の管理は「第一種使用規程」という開発品ごとに定められる規程に従うが、その適用を受けるには、臨床試験薬が生物多様性に影響を与えないかどうかの審査を、臨床試験の開始前に受けなければならない。審査の結果、その使用規程で「問題なし」と認められるまで、臨床試験を始めることはできない。

③医薬品が製品になってからも、第一種使用規程に基づいた①の管理をしなければなら

ない。

　G47Δの場合、ＦＩＨ試験を実施したときには、①の規程に基づいて患者さん（被験者）に個室の病室に入ってもらい、唾液・尿・血液を採取してヘルペスウイルスの有無を毎日調べなければなりませんでした。

　もともと口唇ヘルペスを持つ人でも、野生型のヘルペスウイルスは唾液以外には身体の外にほとんど出てきませんし、接触でしか人に感染しないのに、「カルタヘナ法」ではウイルスの排出が完全になくなるまで、患者さんを病室に閉じ込めて検査を続けなければなりません。「ずっと病室から出られないことがいちばんつらかった」と、患者さんたちは異口同音に言いました。この規程は、被験者側にとっても医療従事者側にとっても負担が非常に大きいのです。

　遺伝子治療の開発において、治療に用いるベクターやウイルスの体内動態や体外排出を知ることは、もちろん非常に重要です。しかし、それは欧米と同じように臨床開発の過程で調査・審査すべきことであり、実際に私たちはそれをやっています。「カルタヘナ法」の対象として臨床試験とは別の申請書類を作成し、別の審査を受けなければならないのは、あまりにも不合理です。

私は「カルタヘナ法」そのものを否定しているわけではありません。遺伝子組換え作物の輸出入に関する規制は、環境保護のために確かに必要です。しかし、それを医薬品開発に適用するのは、「世界中で日本だけがやっているおかしなこと」なのです。米国は、カルタヘナ議定書を批准さえしていないのです。

ウイルスベクターを用いる新型コロナウイルスワクチンも、本来なら「カルタヘナ法」の対象になりますが、なぜか「カルタヘナ法」が足枷にはならず、特例的に承認されて、すぐに接種が始まりました。アストラゼネカ社のワクチンを打ったあと、個室で管理されなければいけないなどという話は聞こえてきません。こういう例があるのなら、他の遺伝子組換え医薬品についても厳しい規制をかける必要はないと思います。

（※1）カルタヘナ法：正式名称は「遺伝子組換え生物等の使用等の規制による生物の多様性の確保に関する法律」。議定書に関する最初の会議がコロンビアの都市カルタヘナで開かれたことからこう呼ばれる。二〇〇四年施行。

基盤研究と専門家育成の重要性

オリンピックで金メダルを獲るには、まずは選手を育てて強化しなければなりません。

それと同じように、遺伝子治療研究の国際競争に日本が勝つためには、この分野の専門家、特に若い人材を育てて、基盤研究を強化することが必須です。

基盤研究に従事する人材を育てるうえでは、研究費枠の拡大が望まれます。研究費の全体額と研究者の数は比例し、研究者数と国際競争力は比例するからです。「研究費は国としての投資であり、研究への投資が医療費の削減や産業化などで国の利益につながる」という国家的観点から、研究費の交付が考えられるべきでしょう。

革新的医療はアカデミアから生まれますが、日本では、アカデミア発の臨床開発に充分な研究費を確保することが非常に困難です。一般的に、研究費は年間百万円から二百万円、大型の研究費でも年間七千万円から八千万円ほどにしかなりません。また、大学の医者や研究者は、国が設けている複数の大型研究費を、三年ごとに自転車操業的に獲得しなければならず、申請書や報告書の作成に忙殺されて、研究を進める時間がなかなかとれません。それに加えて、研究が革新的であればあるほど新薬開発が成功するか予測がつかず、製薬企業の早期参画は望めない、というジレンマも抱えています。

こうした問題を解決するためには、遺伝子治療のトランスレーショナル・リサーチ（基礎研究の成果を臨床における実用化に橋渡しする開発研究）に特化した拠点病院をつくる必要があると思います。

遺伝子治療のトランスレーショナル・リサーチに特化した拠点病院が日本にできれば、次のように大きな成果が期待できます。

・実用化のスピードアップ：さまざまな新しい遺伝子治療を一病院で集中的に開発できます。

・拠点病院が遺伝子治療開発の司令塔として機能する：後続研究者の育成が可能になり、アカデミアや企業の窓口として研究を総合支援できます。

・効率のよい国産の革新的創薬：研究成果を効率的に日本の新しい産業へとつなぐことで、医療革新と社会・経済効果をもたらすことができます。

アメリカには、ＮＩＨ（国立衛生研究所）の一部門として、研究医療に特化した総合病院があります。国家予算で運営され、世界各国から集まった研究者が各自の研究に専念し、情報交換しています。日本の遺伝子治療分野にも、このような国立の拠点病院が必要なのではないでしょうか。

第七章
がん治療の未来

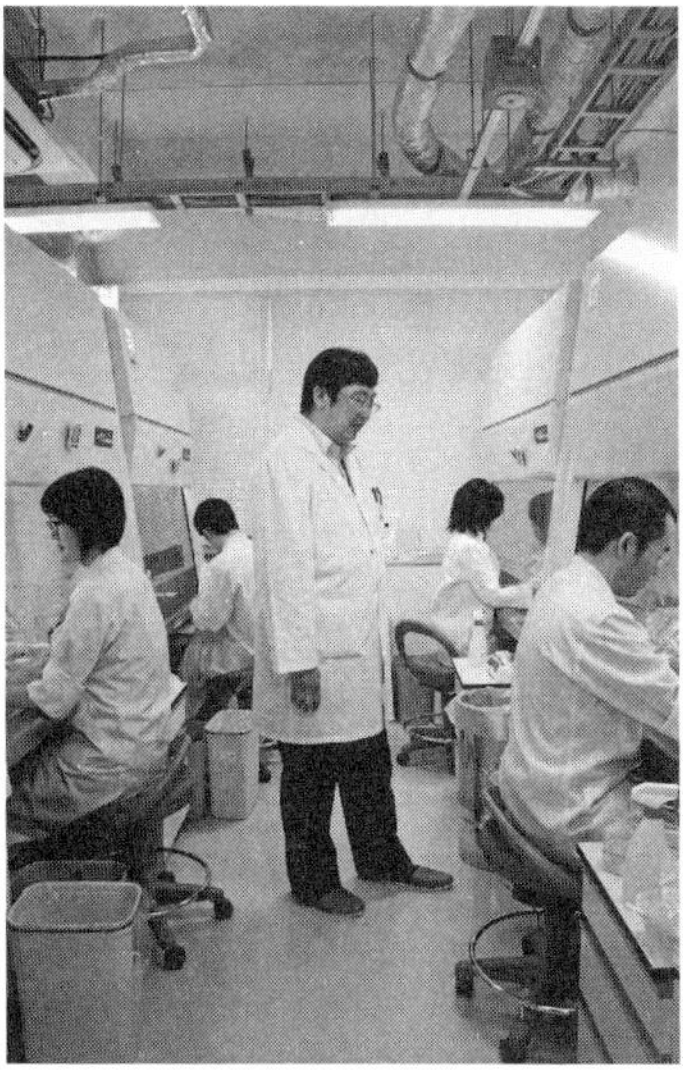

東京大学医科学研究所の細胞培養室にて

遺伝子組換えは怖くない

日本の遺伝子治療研究を発展させていくためには、遺伝子組換えに関する正しい情報を国として発信し、国民が抱きがちな不安を払拭することも大事です。

新型コロナウイルスワクチンに遺伝子治療技術やｍＲＮＡ治療技術が用いられていることは、第六章で述べました。こうした技術はすでに私たちの身近にあるものなのに、「遺伝子組換え」と聞くと不信感や拒絶反応を示す人が日本にはまだ多いのです。

日本における遺伝子治療研究に対する不必要な規制をなくすためにも、国民への正しい情報発信に努め、「遺伝子組換えアレルギー」を解消していくべきでしょう。

二〇〇七年に日米で同時公開されたＳＦ映画『アイ・アム・レジェンド（I AM LEGEND）』は、がんを治す遺伝子組換えウイルスの登場が、物語の発端になっています。映画の冒頭、イギリスのアカデミー賞女優エマ・トンプソン扮する女性科学者が登場し、

「麻疹（はしか）ウイルスを使ったがんの治療薬を開発し、一万九人のがん患者を対象に試験投与しました」

と、テレビで発表するシーンがあります。

「一万九人のうち、完治した患者の人数は？」

とキャスターが質問すると、女性科学者は誇らしげに答えます。

「一万九人です」

「おお！　ついにがんを退治できたということですね！」

キャスターが興奮ぎみに締めくくるところで、ぱっと画面が切り替わり、舞台は三年後、廃墟と化したマンハッタンになります。

遺伝子組換え麻疹ウイルスでがんは治るようになったが、そのウイルスが突然変異して致死率九〇％以上の〝殺人ウイルス〟になり、ニューヨークを感染源として空気感染によって世界中に広がって、人類は絶滅寸前。

わずかに生き残った人々は、他の人間を襲って喰い殺す凶暴な化け物（外見はゾンビそのもの）に変貌してしまった。

しかし、主役のウィル・スミス扮するネビル中佐（元アメリカ陸軍中佐で科学者という設定）だけは、どういうわけか〝殺人ウイルス〟に対する免疫があって、ニューヨークで唯一の生存者となり、他の生存者を探し求めながら、ゾンビ化した人々を〝人間〟に戻す実験を行なっていた――というお話で、あとは、お定まりのゾンビ映画になっていきます。

ここで私が言いたいのは、一般の人々がウイルス療法に対して持つイメージというのは、この映画と似たり寄ったりのネガティブなものではないだろうか、ということです。

特に日本では、遺伝子組換えを「怖い」と考える人が多いのです。

「組換え」のことを英語で「recombination」といいますが、この言葉に悪い意味はありません。欧米では、遺伝子組換えは「科学技術の成果」として、おおむね肯定的にとらえられています。過剰なまでに遺伝子組換えを怖がるのは、日本特有の現象です。

「遺伝子組換えウイルスを体内に入れるのは危険だろう」と言う人もいますが、医薬品に使われているタンパク質のほとんどは、遺伝子組換えでつくられています。

欧米人の多くは、そのことを知っていますが、日本人のほとんどは知りません。知らなければ平気なわけです。

また、「遺伝子組換えウイルスを使って副作用が出たら大変だ」と懸念する人もいますが、副作用というのは、どんな薬にもあるものです。がんの治療でいえば、抗がん剤を用いた化学療法も、放射線治療も、必ず何らかの副作用をともないます。

仮に、ウイルス療法に副作用が出るとしても、その副作用がいやだと思う人には、「使わない」という選択肢があります。

さんもたくさんいるのです。その人たちの権利も守らなければ不公平ではないでしょうか。

その一方で、「副作用が出てもいいから、新しい治療法を試したい」と思っている患者さんもたくさんいるのです。その人たちの権利も守らなければ不公平ではないでしょうか。

ウイルスの毒性は変異するほど弱くなる

映画『アイ・アム・レジェンド』に登場した遺伝子組換え麻疹ウイルスは、現実の世界でも、がんの治療法として研究が進んでいます。

アメリカのミネソタ州にあるメイヨー・クリニックという大病院が、麻疹ウイルスを使ったがん治療薬の開発を精力的に進めているところです。

じつは、この映画が公開された直後に、たまたま、カナダのバンフで国際ウイルス療法学会が開かれていました。

世界中から参加したウイルス学者たちは、会場のあちこちで、渋い顔をしながらこんな会話を交わしていたものです。

「ただでさえ遺伝子組換えウイルスに対して懐疑的な人達がいるのに、よけいな心配を助長するような映画をつくられてしまった。まったく、困ったものだ」

「ウイルス療法の話を、どこかで小耳に挟んだ製作者が、『これは映画になるぞ』と思ったのだろう」

「いったい、どこから聞きつけたのだろう？」

彼らが一様に考えたのは、「メイヨーの連中が加担したに違いない」ということでした。

そこで彼らは、学会に来ていたメイヨー・クリニックの関係者に対して、「きみたちだろ、映画に協力したのは」と、面と向かってみんなで文句を言いました。

ところが、メイヨーの関係者のほうが一枚上手でした。文句を言われることを見越して、釈明発表の場を用意していたのです。

そして、映画冒頭のインタビューシーンまでみんなの前で映してみせて、

「これに協力したのは、天地神明に誓って自分たちではない」

と、断言しました。ですから、真相は藪の中です。

ウイルス療法の説明を学生や一般の人にするとき、私はいつも、このエピソードを笑い話のようにして使っています。

遺伝子組換えウイルスに対するネガティブイメージが、メディアによって増幅されていることや、偏ったイメージを払拭するために、われわれ研究者がいかに大変な思いをしているかを、少しでもわかってもらいたいからです。

いうまでもなく、〝殺人ウイルス〟はＳＦの世界だけの話で、現実にはありえません。少なくとも、ヘルペスウイルスは、遺伝子組換えのような変異が加われば加わるほど、ウイルスの毒性は弱くなります。これまで何度も述べてきたことですが、変異を起こして強くなることは、けっしてありません。

研究が進む「がんの第四の治療法」

ウイルス療法は、手術・抗がん剤による化学療法・放射線治療に次ぐ新たながんの治療法として注目を集めていますが、ほかにも遺伝子治療や免疫療法というがんの治療法が話題になっています。

遺伝子や免疫と関係があるので、ウイルス療法と混同されることがあるのですが、どちらもウイルス療法とはまったく異なるものです。ここで違いを明確にしておきましょう。

①遺伝子治療

がんに対する遺伝子治療には、いくつか種類がありますが、代表的なものは、細胞のがん化を防ぐ「p53」というがん抑制遺伝子を、増えないようにしたアデノウイルスに組み込んで患者さんの病巣へ注入する方法です。

ウイルスを使うところはウイルス療法と同じですが、遺伝子治療で使われるウイルスは、単なるベクターにすぎません。ウイルス療法とは、アプローチのしかたがまったく違うのです。

しかも、遺伝子治療では、アデノウイルスを使用する場合はウイルスが増えず、うまくいっても、せいぜい数%のがん細胞がアデノウイルスに感染するにすぎないといわれています。

そのため、がんを縮小させることはできても、治すまでにはいたっていないようです。

②免疫療法

（1）ペプチドワクチン療法

免疫療法にもいろいろな種類がありますが、近年、話題になっているのは、「ペプチドワクチン療法」というものです。

がん細胞の表面には、免疫が攻撃するときの「目印」になる、タンパク質の小さなかけらがついています。このかけらのことを「ペプチド」といい、これまでに二百種類以上が見つかっています。

このペプチドを人工的に合成し、患者さんに注射すると、体内の免疫細胞が「異物」として認識し、記憶します。

すると、がん細胞の表面にあるペプチドのことも「敵」とみなして活性化し、それまで見逃していたがん細胞を攻撃する、というしくみです。

現在、さまざまながんに対して臨床試験が行なわれています。

（2）その他の免疫療法

ほかに、がんに対する攻撃力を持つリンパ球を、患者さんの血液中から取り出し、大量に培養して活性化させてから体内に戻し、免疫のはたらきによってがん細胞を叩こうという治療法もあります。

しかし、免疫のはたらきだけでがん細胞を全滅させるのは、容易なことではありません。がんの一部が一時的に小さくなっても、またすぐに大きくなってしまうようですし、大きくなったがんには効果がない、という指摘もあります。

そうした状況のなか、二〇一〇年四月に、ホルモン療法が効かない前立腺がんに対するワクチン「プロベンジ（Provenge 一般名シプリューセル-T）」が、がん治療ワクチンとして初めて、FDAから承認されました。

このワクチンは、患者さんごとに製造されます。

治療の数日前に、患者さんから血液を採取し、そこから抗原提示細胞（１４１ページ参照）を分離します。

この抗原提示細胞には、樹状細胞やマクロファージなどが含まれています。そこに、独自に開発されたタンパク質を加えて培養し、ワクチンが製造されます。そのワクチンを三回にわたって患者さんに投与し、免疫細胞（Ｔ細胞）を活性化することによって、ホルモン療法の効かない前立腺がんの細胞を抑制するという治療法です。

ただ、一連の治療を行なうと、日本円にして八百万円以上の費用がかかります。

そんな莫大な費用のかかる治療法が普及するのだろうかと、多くの臨床医は疑問に思っていたのですが、一時はワクチンの製造が需要に追い付かないという状態になりました。

それを見た世界中の製薬会社が、われもわれもと免疫療法の分野に参入し、がん免疫療法の産業化に拍車がかかりました。

ウイルス療法も、各国で臨床試験が最終段階まで進んでおり、一部の疾患に対しては実用化されています。がん細胞に対する破壊力の面でも、安全性の面でも、きわめて高い効果を発揮することが実証されています。

免疫療法のパターンからすると、「Ｔ‐ＶＥＣ」や「Ｇ47Δ」が薬になったことで今後ますます世界中の製薬会社がウイルス療法の分野に参入してくるだろうと、容易に想像できます。

治療困難な固形がんにも有効なG47Δ

G47Δは将来、すべての固形がんに使われる可能性があります。

現段階で治療が可能ながんはもちろんのこと、治療困難とされている腫瘍内への投与としては、悪性脳腫瘍のほかに、頭頸部がん、悪性中皮腫、食道がん、悪性黒色腫、乳がん転移、肺がん、腎がん肺転移、多発性肝細胞がん、転移性肝がん、膵がん、胆管がん、再発前立腺がん、膀胱がん、肉腫などに適応範囲を拡大することができるでしょう。

すでに動物実験では、あらゆる固形がんに有効であることが示されています。二〇一三年からは、去勢抵抗性再燃前立腺がんと嗅神経芽細胞腫をそれぞれ対象とした第Ⅰ相臨床試験を行ないました。さらに、二〇一八年からは、悪性胸膜中皮腫の患者さんの胸腔内にG47Δを投与する第Ⅰ相臨床試験も実施しました。以下に、その概要を記します。

①去勢抵抗性再燃前立腺がん（試験期間：二〇一三年五月～二〇一六年九月　終了）

前立腺がんの標準治療は、女性ホルモンを投与する、精巣を摘出（去勢）するなどして男性ホルモンをなくすホルモン療法です。ホルモン療法にはさまざまなやり方がありますが、それらが効かなくなり、なおかつ再発したものを「去勢抵抗性再燃前立腺がん」といいます。

このがんを対象に、泌尿器科の福原浩医師が責任者となって、末期の患者さんを被験者とする第I相臨床試験を行ないました。

脳腫瘍以外の固形がんの臨床試験として前立腺がんを選んだのは、アメリカにいた頃に私の研究室のスタッフだった福原先生が、東京大学医学部附属病院の准教授（現在は杏林大学医学部の教授）になっていて、データが最も早くから出ていたためです。

臨床試験では、前立腺内にG47Δを二週間ごとに反復投与する方法で、二回投与・三回投与・四回投与の各三人、計九人の患者さんについて、安全性と有効性を評価しました。

その結果、前立腺内への安全なG47Δの反復投与が可能であることを確認しました。

短期効果としては、前立腺がんの腫瘍マーカーであるPSA（前立腺特異抗原）の値が、四人の患者さんで五〇％以下に低下。また、二人の患者さんでは、半年ぐらいしてからPSA値の低下が見られました。

②進行性の嗅神経芽細胞腫（試験期間：二〇一三年九月〜　継続中）

嗅神経芽細胞腫は、においを嗅ぎ分ける嗅神経にできる神経芽細胞腫で、きわめて稀ながんです。治癒することはなく、鼻の奥（頭蓋底）にできた神経芽細胞腫が最終的には脳の中までいき、患者さんは亡くなってしまいます。

最初のうちは鼻づまりなど風邪に似た症状があり、そのうちに、においがわからなくなっていきます。その点で新型コロナウイルス感染症と症状が似ています。新型コロナウイルス感染症が蔓延してから嗅神経芽細胞腫の患者がなかなか発見されなくなったのは偶然ではないと思います。

嗅神経芽細胞腫は脳外科医の専門分野で、実験で神経芽細胞腫をよく使っていたのでデータがたくさんあり、第I相臨床試験の対象疾患の一つとしました。

臨床試験は、自治医科大学耳鼻咽喉科の西野宏教授の協力を得て行ないました。四週間ごとに、鼻の穴を経由して、内視鏡を使いながら腫瘍内にG47Δを反復投与します。二〇二一年十一月現在、試験は進行中で、これまでに十二回の腫瘍内反復投与を安全に行なえることが確認されています。

③進行性の悪性胸膜中皮腫（試験期間：二〇一八年十一月〜二〇二一年五月　終了）

悪性胸膜中皮腫は、胸膜（肺を包んでいる膜）の表面を覆っている中皮にできる、悪性の希少がんです。腫瘍は胸腔内に広く散らばって増えていきます。診断されてからの余命は約一年半で、今のところ治療法はありません。主な原因はアスベスト（石綿）です。
現在、日本ではアスベストの使用・製造・輸入が禁止されていますが、昔は耐火性の高い断熱材として建物や船などに使われていました。かつて建物や船の解体などの仕事に従事していた方々が悪性胸膜中皮腫を発症し、「アスベスト訴訟」を起こしたことは周知のとおりです。悪性胸膜中皮腫は、アスベストを吸い込んでから発症するまでの期間が平均三十五年前後と長いため、被害は今でも拡大しています。

アメリカの映画俳優でカーレーサーでもあったスティーブ・マックイーンは、この病気で亡くなったと言われています。昔は、自動車のブレーキやレーサーが身に着ける耐熱服・耐熱フェイスマスクにもアスベストが使われていたため、それを吸い込んだのが原因ではないかと考えられているそうです。

悪性中皮腫には、胸膜にできるものと腹膜（お腹の内側）にできるものがありますが、悪性胸膜中皮腫を臨床試験の対象にしたのは、これまでやってきた腫瘍内投与だけでなく、腔内投与をしてG47Δの安全性と有効性を評価したかったからです。腹腔内にできるがんは非常に多くて対象疾患を絞り込むのが難しいことと、「アスベスト問題を象徴する悪性胸膜中皮腫の治療法を見つけなければ」という社会的使命感から、腔内投与の対象としてふさわしいと考えたのです。比較的早い時期から動物実験のデータも出していました。

この臨床試験は、東京医科大学呼吸器外科・甲状腺外科の池田徳彦教授と協力して行ないました。六人の患者さんの胸腔内へ、G47Δを四週間ごとに最大六回反復投与し、最終投与後に三ヵ月間、安全性と有効性を評価しました。

その結果、六回の胸腔内反復投与が安全に行なえることを確認しました。また、G47Δの治療後に化学療法が効くようになった患者さんがいました。

このように、私たちは固形がんに対するG47Δの臨床試験を、医療上のニーズに加えて社会的意義も考えながら進めています。可能な限り早く、すべての固形がんに対して、希望する患者さんがG47Δを使えるようになることを目指しています。

脳腫瘍以外のがんへ一気に適応拡大するには

G47Δは、すべての固形がんに同じメカニズムで、同じように有効性が期待できます。

この点では、放射線治療が似ていますが、放射線治療は現在の研究開発の諸制度ができる前から治療法として確立しています。現在の制度になってから、このようながん治療法は前例がありません。

前例のない治療法なのだから、前例のないやり方で、迅速に脳腫瘍以外の固形がんへ適応拡大していくべきだと、私は考えています。

　そのためには新しい制度をつくる必要がありますが、制度というのは必ず技術のあとを追ってできていくものです。少なくとも私の場合は、今までずっとそうでした。新しい技術を開発し、「この技術を社会のために役立てていくには、こういう制度が必要になります」と、常に先を見て言い続けていると、いつのまにか制度ができていました。

　歩いたあとにしか道はできないのです。それならば、今ある制度のなかで自分たちにできることをして、新しい制度へとつながる道を切り拓いていかなければなりません。

　たとえば、最初は肺がん、次は食道がん……と、一つひとつの臓器の固形がんごとに安全性や有効性を評価する臨床試験をやっていくのは、合理的ではありません。

　非臨床試験、すなわち動物を用いた実験では、G47Δがすべての固形がんに同じメカニズムで有効であることが示されています。さらに、前項で挙げた去勢抵抗性再燃前立腺がん、嗅神経芽細胞腫、悪性胸膜中皮腫は、何のつながりもないがんですが、第Ⅰ相臨床試験では、G47Δがこの三つの固形がんに対して同じように安全で、同じように作用することが示されています。

分子標的薬（病気の原因となっている特定の分子にだけ作用するように設計された治療薬。45ページ参照）が広く開発されるようになってから、同じ病理診断のもと、バイオマーカーや遺伝子変異に基づいて治療を選択する臨床試験デザイン（アンブレラ試験）や、がんを臓器別ではなく、標的とする遺伝子変異があれば、どのタイプのがん腫でも登録できる試験（バスケット試験）という概念が出てきました。臨床試験の手法も少しずつ進歩しています。このバスケット試験と同じような考え方で、臨床試験の対象を「G47Δを投与可能な固形がん」にするのは、現時点で可能な進め方の一つでしょう。

こういったやり方をいろいろと考えて、今までと同様、自分たちのほうから「このルートで行きませんか？」と提案していかなければならないと思っています。制度のないところに道をつくるのは、常に開発者なのですから。

自分たちで道をつくるのは、本当に大変なことです。逆に言えば、それがウイルス療法のパイオニア性を表していると思うのです。

がんの転移を防ぐ可能性も

G47Δは、転移巣の制御も可能にするはずです。

がんの転移とは、がんがもともとあった場所（胃がんなら胃、肺がんなら肺）から、がん細胞が血管やリンパ管を通って他の臓器やリンパ節に飛び火し、そこで増殖することです。

たとえば、がん細胞が血液に乗り、血管を通って転移することを「血行性転移」といいます。リンパ液に乗り、リンパ管を通って転移するのは「リンパ行性転移」です。

がんのできた場所からがん細胞がこぼれ落ち、周囲に種をばらまいたように広がった状態は「播《は》種《しゅ》」といいます。

また、外科手術で腫瘍を切除するとき、がん細胞が血管の中へぱっと散って、微小な転移（マイクロメタスタシス）を引き起こしてしまうこともあります。

全身の転移巣に対しては、Ｇ47Δの静脈内投与によって制御が可能ですし、がんに対する免疫ができるので、転移が出てくるのを防ぐこともできます。

手術のときに、がん細胞がばら撒かれてできる微小転移巣に対しては、手術直後にＧ47Δを静脈内投与すれば、全身にばら撒かれたがん細胞をウイルスが追ってくれる可能性があります。

播種巣に対しては、胸腔内や腹腔内へＧ47Δを投与することになるでしょう。

このように適応範囲の広いG47Δは、これからのがん治療の主役となる大きな可能性を秘めているのです。

特殊兵器搭載のG47Δで、がんを殲滅

さらに、ウイルス療法の発展形として、G47Δの中にさまざまな遺伝子を組み込んで、がんを叩くパワーをより強力にすることもできます。

もともとG47Δは、がん細胞を破壊することを主な目的としたウイルスですが、がん治療に効果のあるいろいろな遺伝子（治療遺伝子）を組み込めば、特殊な機能を付加したウイルスをつくることができるのです。

戦争にたとえれば、がんを退治する「G47Δ部隊」に、治療遺伝子という特殊な兵器を投入して武装を強化し、部隊全体の戦闘能力をさらに高めるわけです。

すでにわれわれの研究チームは、G47Δの中に免疫を刺激する遺伝子を組み込んだり、腫瘍血管ができてくるのを抑える遺伝子を組み込んだりした〝武装ウイルス〟を、基礎研究レベルで十種類以上つくっています。

たとえば、インターロイキン12（IL-12）という免疫を刺激する遺伝子を組み込んだ

G47Δをがん細胞に感染させると、がん細胞が死滅するまで、インターロイキン12をどんどん出すようになります。

すると、G47Δの増殖によるがん細胞の破壊に加えて、分泌されたインターロイキン12が免疫細胞を刺激して、強い抗がん免疫作用を引き起こします。

G47Δ自身の破壊力と、抗がん免疫の破壊力の両方の効果で、がん細胞を同時にアタックするわけですから、より強力な治療効果を発揮することができるのです。

われわれは、インターロイキン12を組み込んだG47Δの効果を、マウスを使ってさまざまな角度から調べてみました。

まず、マウスの皮下に、Neuro2a（マウス神経芽腫）という腫瘍を植えます。Neuro2aは、がん研究者の間では抗がん免疫が起きにくい腫瘍として有名です。

この腫瘍に、インターロイキン12を組み込んだ〝武装G47Δ〟を投与して、腫瘍の成長を観察したところ、普通のG47Δを投与した場合と比べて、腫瘍の成長を三分の一から二分の一程度に抑えることが確認できました。

別の実験では、肺に転移した腎がんに対する効果を比較しました。腎がんが肺に転移すると、死に至る患者さんは多いのです。

マウスの静脈に人の腎がんの細胞を注射して、肺に転移させたモデルをつくり、ウイルスなし・普通のG47Δの静脈内投与・インターロイキン12を組み込んだG47Δの静脈内投与という三つのケースの結果を、治療開始二週間後の肺の状態で比べてみました。

ウイルスなしの場合、二週間後には肺をびっしり埋め尽くすほど、無数の腎がんが転移していました。

普通のG47Δを投与した場合には、肺にポツポツと転移が見られましたが、ウイルスなしに比べると、相当高い効果が認められました。それだけ余命も長くなるわけです。

これに対して、インターロイキン12を組み込んだG47Δの場合は、十匹中九匹のマウスで、転移がまったく見られなかったのです。

将来、腎がんの治療に対しては、インターロイキン12のように抗がん免疫を刺激する因子を入れたG47Δが有用になるはずです。

ウイルス療法の評価に有効なホタルの光

特殊な機能を付加したG47Δの一つに、「ルシフェラーゼ発現型G47Δ」があります。

これは、ホタルやある種の微生物が光を放つときにはたらくルシフェラーゼという酵素

（タンパク質の一種）を、Ｇ47Δに組み込んだものです。

皮下腫瘍を持ったヌードマウスの尻尾の静脈に、「ルシフェラーゼ発現型Ｇ47Δ」を注射で投与すると、マウスの体内にルシフェラーゼが出てきます。

その状態では、ルシフェラーゼが発現しても目に見えませんが、そこにルシフェリンというタンパク質を投与すると、ルシフェリンが発光して目に見えるようになります。

こうして観察すると、「ルシフェラーゼ発現型Ｇ47Δ」を注射した初日には、マウスの肝臓が光ります。ウイルスが肝臓に到達し、そこでルシフェラーゼが働いて光っているのです。

二日目になると、肝臓の光は消えて、皮下腫瘍のある部分が少し光ります。ウイルスの一部が、がん細胞に到達したのです。その量はだんだん増えていき、七日目になると、皮下腫瘍のあるところだけがよく光ります。ルシフェリンの発光によって、「ここにがんがあるぞ」と教えてくれるわけです。

このしくみは、現在行なわれているＰＥＴ検査（陽電子放射断層撮影検査）と、原理的には近いかもしれません。

ＰＥＴ検査は、ポジトロンという陽電子を放出することによって放射線を出す物質（放射性同位元素）と、がん細胞に集まりやすいブドウ糖で合成した薬剤を静脈に注射し、一時間ほど安静にしたのち、ＣＴで全身を撮影するがんの検査法です。

がん細胞は代謝がさかんなので、ブドウ糖をたくさん取り込もうとします。そのため、静脈に注射した薬剤はがん細胞に集まり、そこから強い放射線が発せられます。

それを目印にして、体内の薬剤の分布を特殊なカメラで撮影すると、画像に光ったように写るため、どこにがんがあるかがわかるのです。

「ルシフェラーゼ発現型Ｇ47Δ」も同じように、マウスの体内でウイルスが増えるところ、つまり、がん細胞だけを光らせます。

ただし、このしくみは人間には応用できません。仮に、人に投与できたとしても、ルシフェリンの発光が、体の外まで届かないからです。

われわれは、これを人のがんの検査用に使おうと考えていたわけではありません。

「ルシフェラーゼ発現型Ｇ47Δ」は、がん治療用ウイルスとしてＧ47Δを開発する際、マウスの体内に入れたあとのウイルスはどこに分布し、いつまで残るか、最後はどうやって代謝されて体外に出ていくか、といったことを調べる必要があって開発したものです。

こうした検査は、抗がん剤のような化学物質なら、わりと簡単にできるのですが、ウイルスの場合は、今までと同じ検査方法だと確認できません。

そこで、ルシフェリンを発光させるルシフェラーゼを組み込んだのです。これなら、体内に入れたウイルスがどこに行くか、最終的にどこに集中するか、いつまで体内に残っているか、などが手にとるようにわかります。

そうすれば、何百匹ものマウスを解剖して調べる必要がなくなります。もともと、そのために有用だと思って開発したのです。

「ルシフェラーゼ発現型Ｇ47Δ」の原理を応用して、私は将来、既存のＭＲＩの装置で簡単に検出できるようなウイルスをつくりたいと考えています。そうすれば、ウイルス療法の評価方法として非常に有効だからです。

人に投与したＧ47ΔがＭＲＩで確認できれば、ウイルスがどのようにはたらいているか、わかるようになるはずです。

そうなれば、ウイルス療法は格段にやりやすくなります。

たとえば、ウイルスが腫瘍でちゃんと増えているかどうか確認できますし、この部分はウイルスが足りていないから、もっと打ったほうがいいとか、そろそろ消えてきたから、また次のウイルスを打とうとか、あるいは、このがんはウイルスが増えないから、違うウイルスに変えよう、といった判断が容易につくようになるわけです。

ウイルス療法が普及するという前提で考えると、こうした方法を開発する方がよいのは明らかです。

ただ、Ｇ47Δに組み込む遺伝子が発現できるのはタンパク質だけなので、ＭＲＩで検出できるようにするには、さらに何らかの工夫が必要になります。あるいは、ＭＲＩよりもっとよい診断装置が出てくる方が早いかもしれません。

それは、今後の技術的進歩によって解決されていく問題だと思っています。

ウイルスのカクテル!?

本書を終えるにあたって、これまで述べてきたウイルス療法の特長をまとめると、次のようになります。

- 薬剤（ウイルス）が投与されたあと、がん細胞を殺しながら、さらに周囲のがんで増幅していくという、今までにない新たな発想に基づいている。
- がんの原因にかかわらず適用できる。
- 手術、化学療法、放射線治療など、従来の治療法と併用できる。

・体のあちこちに、繰り返し何回でも投与できる。
・がんに対する免疫の作用が期待できる。
・がん治療用ウイルスに治療遺伝子を組み込んで、種々の特殊機能を付加したウイルスをつくったり、それらを組み合わせて使ったりできるので、がんの多様性に対応できる。

がんという病気が治りにくい理由の一つは、発生する部位、進行の度合い、転移の有無などが非常に多様だということがあります。なにしろ、脳腫瘍だけでも百種類以上のタイプがあるのです。

G47Δならば、「悪性グリオーマにはこのウイルス」「大腸がんの腹膜播種にはこのウイルス」「周囲の臓器に浸み込んで切除不可能な肺がんにはこのウイルス」というように使い分け、がんの多様性に対応することが、将来的にはできるようになるはずです。

さらに、だいぶ先の話になるとは思いますが、〝ウイルスのカクテル〟でがんを治療する時代が、いずれやってくると考えています。

G47Δの中に、ある特定の機能を持った遺伝子を一つずつ組み込み、さまざまな機能をもったウイルスを何十種類もつくっておき、がんの種類や進展ぐあい、患者さんの身体状況などに応じて、それらを複数混ぜ合わせるのです。

実際に、二つの異なる機能を持つウイルスを別個に使うよりも、半分ずつ混ぜ合わせた〝ウイルスのカクテル〟のほうが効くことが確認されています。用いるウイルスの量は同じでも、混ぜ合わせるほうが相乗効果をもたらして、よく効くのです。

さらに、ヘルペスウイルスとは別のウイルスを使った抗がん剤も出てくれば、それも併用して、組み合わせのバリエーションはどんどん広がっていくでしょう。

たとえば、腫瘍に直接G47Δを投与してがん細胞を破壊しながら、同時に、静脈注射に向いたウイルスを使った抗がん剤で転移も抑えてしまう、といったこともできるかもしれません。

こうしたことが可能になれば、がん治療の方法は、今とはがらりと変わるでしょう。

G47Δを用いたウイルス療法は、がんを治して抗がん免疫も獲得できるという治療法ですから、がんが発見されたら、なるべく早い段階で、まず最初にウイルス療法を行なう、というのが理にかなっています。

そうなれば、「手術は最後の最後の手段」という時代になっていくかもしれません。

ウイルス療法で「がん難民」が救える

新しいがんの治療法としてウイルス療法を確立させるためには、臨床開発を継続させていくための資金確保や、製剤化のための企業参画、あるいはベンチャーの起業による事業化などが不可欠です。

「薬」として完成させ、さまざまな規制をクリアして世に送り出し、広く普及させるには、その道のプロである製薬企業がコミットしてくれなければ、なかなかうまくいかないでしょう。製薬企業にコミットしてもらうには、国のあと押しが必要です。

たとえば、万が一、開発がうまくいかなかったときには製薬企業の損失の一部をカバーする、といったリスクを国がある程度とってくれるなら、製薬企業も、もっとウイルス療法に関心を示すようになるでしょう。

その結果、製剤化がうまくいけば、最終的に恩恵を受けるのは国と国民です。

ウイルス療法によって多くのがん患者が元気になれば、医療費も削減できるし、保険医療も減ります。元気になった人たちが働きだすことによって、国の税収入も増えます。

また、ウイルス療法の確立によって、他の国よりもずっと早く日本でがんが治るようになれば、海外の患者を日本の医療機関で受け入れる医療ツーリズムも、もっとさかんになるはずです。それと相まって日本の医療基盤が強化されれば、国民全体にとって大きな利益となります。

そうなるためには、医療の現場を管轄する厚生労働省と、基礎科学の分野を所掌する文部科学省と、医療の産業化に意欲を見せている経済産業省とが連携し、国家レベルのプロジェクトとしてウイルス療法を確立させていく戦略が必要でしょう。

そうするだけの価値があるほど、ウイルス療法のニーズはきわめて高いと思います。

日本では今、「がん難民」が増え続けているといわれます。

がん難民とは、がんの種類や進行度に合わせて手術・抗がん剤・放射線などを組み合わせた治療を受けても治らず、他に有効な治療法も見つからず、病院から見はなされてしまう患者さんたちのことです。

NPO法人の日本医療政策機構の発表によると、がん難民の数は、全国で推計六十八万人に達しているということです。この発表は二〇〇六年時点のものですから、今ではもっと増えているかもしれません。

がん難民のなかには、医師の説明に不満足だったり、納得できる治療法が見つからなかったりして、病院を転々とする患者さんも含まれているようで、これを「患者のわがまま」と見る人も少なからずいるそうです。

その一方で、今の日本の医療の現場では、医者が患者さんの前にたくさん治療の選択肢を並べて、それぞれの長所と短所を説明し、そのなかから患者さんに選んでもらう、というやり方が主流になってきています。こうした傾向を、「医師の責任回避」「医療の萎縮」と批判する声も、よく耳にします。

実際のところ、いくつもの治療法を懇切丁寧に説明されたところで、患者さんは医療の専門家ではないので、どれを選んでいいか判断がつきません。そのことが、「医師の説明に不満足」という気持ちに結びついているのかもしれません。

また、「納得できる治療法が見つからない」という患者さんの気持ちも、臨床医としては、よく理解できます。

たとえば、抗がん剤による治療では、その患者さんのがんに最もよく効く薬から優先的に使っていくのですが、使いはじめてから時間がたつと、がん細胞がその抗がん剤に対する耐性を獲得し、薬が効かなくなってきます。

そうなると、最初の薬より効き目が低いとわかっていても、次の薬に変えざるをえなくなります。それを繰り返していくうちに、薬効よりも副作用のほうが大きくなってしまうケースも少なくありません。

結局、患者さんはつらい思いをしながら亡くなっていきます。「今と違うアプローチの治療法が、一つでも多くほしい」と、どの患者さんも切実に望んでいるのです。

そのような状況のなかで、ウイルス療法は、必ずや患者さんたちにとって光明となるはずです。

日本では、ウイルス療法は新しいがんの治療法として小さな一歩を踏み出したばかりですが、将来的には、あらゆるがんに役立つ治療法に発展すると、私は確信しています。

患者さん一人ひとりが、自分に合ったウイルス療法を自由に選択できる時代が、一日も早く来ることを心から願っています。

旧版あとがき

世界で初めてG47Δをヒトに投与してから、三年近くが経とうとしています。当初日本では、遺伝子組換えウイルスを臨床に用いることにさまざまな抵抗がありましたが、臨床研究が進むにつれ十分安全に行なえることが明らかになってきました。G47Δががん治療に有用だという我々の確信は日々強くなる一方ですが、医薬品開発を障害物競走に例えると、G47Δは数あるハードルの最初の一つをようやく飛び越えたに過ぎません。

医薬品開発の世界では、基礎研究で医薬品候補がみつかってから、製薬企業が製品開発を引き受けるまでの間を「死の谷」と呼びます。これは、規制当局との折衝や膨大な資料作り、莫大な資金獲得など、数々の障壁と難関を、製品開発の価値があると判る臨床データが得られるまで、製薬企業の手助けなしに越えて行かなければならないからです。実は大学や研究所から発したほとんどの医薬品の卵は、この「死の谷」が越えられずに消えていきます。G47Δは、まさに今その「死の谷」の真ん中にいるのです。日本は欧米に比べ、規制の壁も多く、バイオベンチャーが育ちにくい環境であるため、「死の谷」を越えるのが特に困難です。これまでも多くの優秀な研究者が、日本での新薬開発を諦め、米国などに拠点を移して行きました。今後、G47Δが「死の谷」で消滅しないためには、さらなる国による資金・制度面の支援に加え、事業化のための開発投資、製薬企業の一刻も早い参入、そして国民の積極的な「参画」が必要なのです。

最後に、標準とされる治療を全て受けたのちに再発して、日々増大しつつある悪性脳腫瘍を患いながら、現在実施されているこの最初の臨床研究では治療効果が期待できない実施計画となっていることを承知で、今後の新しい治療法開発の役に立つならばと、被験者としてG47Δの治療を受けて下さった患者およびそのご家族の皆様に、心より感謝申し上げます。また、G47Δの臨床研究に参加した患者よりもはるかに多くの、「適格基準」に合わなかった悪性脳腫瘍やがんの患者やご家族より、真剣な問い合わせや励ましの言葉を頂きました。本書を通じて、そのときすぐに役に立てなかった我々開発者の思いと、道無きところに道を切り拓きながら、新しいがん治療法の確立に向けて着々と前進している現状をご理解頂けましたら幸いです。

平成二十四年七月

藤堂具紀

改訂版に寄せて

日本発かつ日本初のウイルス療法薬がようやく承認されました。前例のないことを進めることが容易でないのが我が国の常であり、道なきジャングルの中を、鉈《なた》を用いて道を切り拓きながら歩んできました。思っていたより時間がかかりましたが、自分の開発した薬を最初に日本国民に届けるという目的は達成できました。「条件及び期限付承認」ではありますが、患者さんにとっては通常の承認と何ら変わりなく保険で治療が受けられるようになります。

本書を最初に上梓した九年前は、まさに新薬開発の「死の谷」の真っ只中にいました。実用化した薬の製造と販売は、製薬企業の仕事です。G47Δが薬として承認されれば、私はようやく「死の谷」から脱するものと思っていました。しかし、実際にG47Δが承認されてみると、その認識は大きな間違いでした。

G47Δは、国産初のウイルス療法製品であるため、ヒトの脳内に投与できるほどの高品質のウイルス製剤を大量に製造した経験が企業にもありません。マイナス八〇℃で保管し、腫瘍内に直接投与する「薬」は、日本初であるため、そのような薬の流通や普及、医療従事者への情報提供（教育）も企業には経験がありません。最大の未経験は、G47Δがすべての固形がんに同じメカニズムで同じように治療効果を発揮することであり、そのような薬は企業にとっては創薬史上初めてです。

したがって、承認後は、製薬企業に任せておけば、自然にウイルス療法が普及し、また悪性神経膠腫以外のがんにも、どんどん適応を拡大する手立てを講じてくれるものと思っていた私の当ては、大きく外れました。「死の谷」から脱して安全な対岸に到達したかと思っていたら、やっと指先がかかっただけであり、気を抜くとまた谷底に落ちてしまいます。「死の谷」から真に脱するには、世界中のすべてのがん患者が、希望すればG47Δを自由に選択できるようになるまで、企業の後押しをし、場合によっては自らなお牽引しなければなりません。G47Δの普及は、がんの標準治療を根本から変えると思っているからです。

既存のがん治療とG47Δとの大きな違いは、その安全性とがんワクチン効果です。脳腫瘍以外のがんでは手術も必要ありません。あえて大胆に言えば、G47Δは、損をしない治療です。したがって、がんが発見されたら、なるべく早い段階でG47Δが使われるようになるでしょう。たとえば、乳がんや舌がんが見つかったら、何はともあれ、その日のうちにG47Δを患部に注射し、それからがんの進行度や種類によってその後の治療戦略を考えればよいのです。必ずしも全員に効率よくワクチン効果が現れるとは限りませんが、もしワクチン効果が発揮されれば、再発や転移の確率が格段に下がります。高齢で手術ができない場合でも、低侵襲の治療としてG47Δが使えます。早期に前立腺がんをG47Δで治療すれば、尿失禁や性機能不全のリスクなしにがんを制御できるようになるかもしれません。

もう一つの大きな違いは、G47Δのがんワクチン効果によって、生存期間が延びるだけでなく、治癒率が上がることです。現在のがんの治癒は、早期発見とがんの全摘出でもたらされますが、がんを全摘出できるのは一部の患者に限られます。放射線治療や薬物療法は目覚ましい進歩を遂げており、がん腫によっては「五年生存率」が上昇していますが、治癒する率は必ずしも上がっていません。がんと共に長く生きられるようになっても、治らないのです。治癒には免疫の力が必要です。G47Δは、免疫にがんの存在を認識させて、免疫の力でがん細胞を最後の一つまで駆逐することができます。がんが治らない今、まさに必要とされるがん治療です。ただし、このがんワクチン効果には個体差が大きい。その点は感染症のワクチンの効果と似ています。個体差にどのように対応するかが、今後のウイルス療法の課題でもあります。

G47Δに新たな遺伝子を組み込んで、さまざまに特殊な機能を発揮するウイルスをつくることができます。がんが治りにくい理由の一つ「がんの多様性」に対応し、いずれは、それぞれのがん腫に合ったウイルスカクテルが用いられる時代が来るでしょう。がんが恐い病気でなくなる時代も夢ではありません。

令和三年十一月

藤堂具紀

●参考文献

『医者が末期がん患者になってわかったこと』岩田隆信著　河野浩一編　中経出版
『ウイルスと人間』山内一也著　岩波書店
『がんはどこまで治せるのか』森山紀之著　徳間書店
国立研究開発法人国立がん研究センターがん対策情報センター「がん情報サービス」
http://ganjoho.jp

藤堂具紀（とうどう　ともき）

1960年生まれ。85年東京大学医学部卒業。独エアランゲン・ニュールンベルグ大学研究員、米ジョージタウン大学助教授、米ハーバード大学マサチューセッツ総合病院助教授などを経て、2003年東京大学脳神経外科講師、08年より同大医学部附属病院トランスレーショナルリサーチセンター特任教授。11年より東京大学医科学研究所先端医療研究センター先端がん治療分野（脳腫瘍外科）教授。

文春新書

1338

がん治《ち》療《りよう》革《かく》命《めい》　ウイルスでがんを治《なお》す

2021年12月20日　第1刷発行

著　者　　藤　堂　具　紀
発行者　　大　松　芳　男
発行所　株式会社　文　藝　春　秋

〒102-8008　東京都千代田区紀尾井町3-23
電話（03）3265-1211（代表）

印刷所　　理　想　社
付物印刷　大　日　本　印　刷
製本所　　大　口　製　本

定価はカバーに表示してあります。
万一、落丁・乱丁の場合は小社製作部宛お送り下さい。
送料小社負担でお取替え致します。

ISBN978-4-16-661338-0

◆こころと健康・医学

愛と癒しのコミュニオン　鈴木秀子
心の対話者　鈴木秀子
人と接するのがつらい　根本橘夫
依存症　信田さよ子
100歳までボケない101の方法　白澤卓二
がん放置療法のすすめ　近藤　誠
がん治療で殺されない七つの秘訣　近藤　誠
これでもがん治療を続けますか　近藤　誠
健康診断は受けてはいけない　近藤　誠
卵子老化の真実　河合　蘭
ヤル気が出る！ 最強の男性医療　堀江重郎
糖尿病で死ぬ人、生きる人　牧田善二
サイコパス　中野信子
不倫　中野信子
さよなら、ストレス　辻　秀一
食べる力　塩田芳享
発達障害　岩波　明
天才と発達障害　岩波　明
帰宅恐怖症　小林美智子
がんはもう痛くない　内富庸介編
看る力　阿川佐和子　大塚宣夫
中高年に効く！ メンタル防衛術　夏目　誠
健康長寿は靴で決まる　かじやますみこ
ヒトは120歳まで生きられるのか　田原総一朗
40歳からの健康年表　荒井秀典編
脳寿命を延ばす 認知症にならない18の方法　新井平伊

◆社会と暮らし

はじめての部落問題　角岡伸彦
潜入ルポ　ヤクザの修羅場　鈴木智彦
臆病者のための裁判入門　橘　玲
女と男　なぜわかりあえないのか　橘　玲
食の戦争　鈴木宣弘
遊動論　柄谷行人
首都水没　土屋信行
水害列島　土屋信行
ヘイトスピーチ　安田浩一
2020年マンション大崩壊　牧野知弘
ルポ　老人地獄　朝日新聞経済部
本物のカジノへ行こう！　松井政就
児童相談所が子供を殺す　山脇由貴子
夫のLINEはなぜ不愉快なのか　山脇由貴子
子供の貧困が日本を滅ぼす　日本財団　子どもの貧困対策チーム
「意識高い系」の研究　古谷経衡

ブラック奨学金　今野晴貴
対論「炎上」日本のメカニズム　佐藤健志　藤井　聡
医学部　鳥集　徹
秋田犬　宮沢輝夫
高齢ドライバー　所　正文・小長谷陽子・伊藤安海
感動の温泉宿100　石井宏子
日本プラモデル六〇年史　小林　昇
昭和の東京12の貌　文藝春秋編
平成の東京12の貌　文藝春秋編
平成の通信簿　吉野太喜
1979年の奇跡　南　信長
日本の海が盗まれる　山田吉彦
内閣調査室秘録　志垣民郎　岸　俊光編
毒親介護　石川結貴
総会屋とバブル　尾島正洋
最強の相続　荻原博子
県警VS暴力団　藪　正孝
女性を美しく見せる「錯覚」の魔法　テート小畠利子

死刑賛成弁護士　犯罪被害者支援弁護士フォーラム
パンデミックの文明論　ヤマザキマリ　中野信子
半グレと芸能人　大島佑介

文春新書

◆考えるヒント

民主主義とは何なのか　長谷川三千子
寝ながら学べる構造主義　内田　樹
私家版・ユダヤ文化論　内田　樹
勝つための論文の書き方　鹿島　茂
成功術　時間の戦略　鎌田浩毅
世界がわかる理系の名著　鎌田浩毅
ぼくらの頭脳の鍛え方　立花　隆・佐藤　優
知的ヒントの見つけ方　立花　隆
日本人へ　リーダー篇　塩野七生
日本人へ　国家と歴史篇　塩野七生
日本人へ　危機からの脱出篇　塩野七生
日本人へIV　逆襲される文明　塩野七生
イエスの言葉　ケセン語訳　山浦玄嗣
聞く力　阿川佐和子
叱られる力　阿川佐和子
「強さ」とは何か。　宗　由貴・監修　鈴木義孝・構成

何のために働くのか　寺島実郎
日本人の知らない武士道　アレキサンダー・ベネット
女たちのサバイバル作戦　上野千鶴子
迷わない。　櫻井よしこ
サバイバル宗教論　佐藤　優
サバイバル組織術　佐藤　優
無名の人生　渡辺京二
生きる哲学　若松英輔
脳・戦争・ナショナリズム　中野剛志・中野信子・適菜　収
無敵の仕事術　加藤　崇
不平等との闘い　稲葉振一郎
70歳！　五木寛之・釈　徹宗
歎異抄　救いのことば　釈　徹宗
プロトコールとは何か　寺西千代子
珍樹図鑑　小山直彦
それでもこの世は悪くなかった　佐藤愛子
知らなきゃよかった　池上　彰・佐藤　優
知的再武装　60のヒント　池上　彰・佐藤　優

死ねない時代の哲学　村上陽一郎
コロナ後の世界　ジャレド・ダイアモンド　ポール・クルーグマン　リンダ・グラットン　マックス・テグマーク　スティーブン・ピンカー　スコット・ギャロウェイ　大野和基編
スタンフォード式　お金と人材が集まる仕事術　西野精治

◆教える・育てる

幼児教育と脳　澤口俊之
語源でわかった！英単語記憶術　山並陞一
外交官の「うな重方式」英語勉強法　多賀敏行
女子御三家　桜蔭・女子学院・雙葉の秘密　矢野耕平
男子御三家　麻布・開成・武蔵の真実　矢野耕平
僕たちが何者でもなかった頃の話をしよう　山中伸弥・羽生善治・是枝裕和・山極壽一・永田和宏
続・僕たちが何者でもなかった頃の話をしよう　池田理代子・平田オリザ・彬子女王・大隅良典・永田和宏

◆サイエンス

世界がわかる理系の名著　鎌田浩毅
「大発見」の思考法　山中伸弥・益川敏英
粘菌　偉大なる単細胞が人類を救う　中垣俊之
ねこの秘密　山根明弘
ティラノサウルスはすごい　土屋健・小林快次監修
アンドロイドは人間になれるか　石黒浩
マインド・コントロール　岡田尊司
サイコパス　中野信子
植物はなぜ薬を作るのか　斉藤和季
超能力微生物　小泉武夫
秋田犬　宮沢輝夫
フレディ・マーキュリーの恋　竹内久美子
猫脳がわかる！　今泉忠明
ウイルスVS人類　瀬名秀明・押谷仁・五箇公一・岡部信彦・河岡義裕・大曲貴夫・NHK取材班